JN029250

ポケットチューター

体表からわかる人体解剖学

*Surface Anatomy second edition:
pocket tutor series*

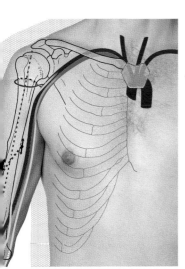

Richard Tunstall, S.Ali Mirjalili

【監訳者】 大川 淳／秋田恵一

南江堂

Surface Anatomy
second edition

Richard Tunstall BMedSci(Hons)PhD FHEA
Professor of Clinical Anatomy and Imaging
Warwick Medical School
University of Warwick
Director of Clinical Anatomy
West Midlands Surgical Training Centre
Coventry, UK
Examiner(MRCS OSCE)
Royal College of Surgeons, London, UK

S. Ali Mirjalili MD PhD PGDipSurgAnat PGCertCPU
PGDipSci
Senior Lecturer
Anatomy and Medical Imaging Department
University of Auckland
Auckland
New Zealand

The original English language work:
Pocket Tutor Surface Anatomy, second edition,
isbn: 9781909836822 By: Richard Tunstall & Ali Mirjalili has
been published by: Jaypee Brothers Medical Publishers (P)
Ltd.
Delhi, India

監　訳

大川　淳　　おおかわ あつし　　東京医科歯科大学整形外科学
秋田　恵一　あきた けいいち　　東京医科歯科大学臨床解剖学

翻　訳（翻訳順）

大川　淳　　　おおかわ あつし　　東京医科歯科大学整形外科学
岡田　隆平　　おかだ りゅうへい　東京医科歯科大学頭頸部外科
加茂　実武　　かも みのぶ　　　　聖路加国際病院放射線科
鏑木　秀俊　　かぶらぎ ひでとし　東京医科歯科大学整形外科学
松倉　遊　　　まつくら ゆう　　　東京医科歯科大学整形外科学
加藤　真弓　　かとう まゆみ　　　国立がん研究センター中央病院婦人腫瘍科
星野　ちさと　ほしの ちさと　　　東京医科歯科大学整形外科／リハビリテーション科
谷田　けい　　たにた けい　　　　東京医科歯科大学小児科

　本書の第1版は，英国医師会の2013年度の医学生向け教科書の年間最高賞を受賞した．その段違いの成功は，19世紀後半にRalph Waldo Emersonが述べたとされる言葉を裏づける．すなわち，「隣りの人よりよい本を書くか，よいネズミ捕りを作れば，世の中の人が自分の家の前まで踏みならした道を作ってくれるだろう」．

　何十年も前の医学生向けの書籍に書かれた次の言葉もまた，いまだ変わることのないものである．「多くの医学生は，自分の患者のベッドサイドあるいは手術室に連れていかれて，初めて（体表解剖の）重要性に気づく．彼が最初に目にするものは，それまでまったく，あるいはわずかにしか考えたことのないものなのだ」（Whitnall, 1933）[原注1]．一定の体表の特徴をその下にある解剖構造と関連づける力は，医学生が患者を外来やベッドサイドでうまく診察する前や，診断画像をきっちりと解釈し，静脈穿刺・筋肉注射・カテーテルやドレーンの設置などの基本的な侵襲的手技を安全に行う前に身につけておくべきキーとなる技術である．最近10年以上にわたって増え続けている文献は，体表解剖（表面的特徴を，死体や初期のX線画像での研究よりもCTに基づく計測に関連づける）を証拠に裏づけられた確かなものとし，現代の卒前の医学カリキュラムにおいてむしろ時代遅れとなった解剖学教育を再活性化させた．こうした新しい研究は，解剖学教科書では臨床的に重要な体表面の指標が一定でないことを示し，さらに「信頼できる」体表指標が年齢や姿勢，性別や呼吸状態，体格に影響されることを明確にした．

[原注1]　Whitnall, SE. The Study of Anatomy. Written for the Medical Student. London；Edward Arnold；1933：p48

メッセージは明らかだ.
「1つのサイズがすべてに当てはまるものではない!」

　私にとって,この素晴らしいポケットサイズの教科書の第2版の前書きを書くように依頼されたのは大変うれしいことだった. 本書は第1版と同じように, 臨床に関連した情報を詰め込んで, 患者を診察するときや救急室や手術室にいるときなど, 医学生が学習過程のすべての段階で, 形態的な解剖を統合的に整理するのを助けてくれるようデザインされている. 解説には臨床的な知見を取り入れ, 多くの写真を新しくし, 体位の観点を含むようにした. 新しい記載は新生児の体表解剖や超音波プローブの位置を扱ったものである. これはまさに証拠に基づいた医療(EBM)の時代である. 証拠に基づいた体表解剖に勝るEBMはないだろう.

2019年4月

キングス・カレッジ・ロンドン 名誉教授
Susan Standring　FKC, FAS, FRCS

　形態解剖を利用をしている多くの職種や専門医にとって，体表解剖に関するしっかりした知識は安全で熟練した診療を行うために不可欠である．この用語は，体表を通して位置を特定し，関連づけ，評価を行い，診察や観察をすることができるすべての解剖を含む．本書の中では，位置，外観，触った感じ，参考となる指標，平面や区域と姿勢との関連性などが，高品質な写真とその下にある構造物の位置の重ね描きにより明確に示され，実物のように表されている．身体診察や臨床状態，安全な経路，放散する痛みのパターン，局所麻酔や医療画像（X線写真，CT，MRI，超音波）などとの関連を通じて，臨床的意義も強調されている．

　第1版で成功した基本方針や内容に加えて，この第2版では，新しいユニークな章として新生児の体表解剖や，体表解剖に直結した臨床的な超音波画像，成人の多くの主な構造の変異やその範囲を示した研究結果などを盛り込んだ．Chapter 1では体表解剖の原則と，基本的な解剖用語，触診方法，動作と皮神経支配について振り返る．Chapter 2〜8では，成人の体の領域ごとの体表解剖を扱い，Chapter 9では新生児の体表解剖についてまとめている．

　『ポケットチューター体表からわかる人体解剖学（原書第2版）』は，多くの職種の学生や医療者に役立つだろう．講義や外来診療においてクイックリファランスとして使え，もっと深い学習や勉強にも同様に役に立つだろう．私たちは，この本を，伝統的・現代的双方の講義と臨床を補助するものとしてデザインしてきた．多くの場合には，独立した教科書としても使えるだろう．

　体表解剖を学ぶ上で最もよい方法は，いつも携帯し，同僚や患者と実践練習をすることである．この第2版が有益で刺激的なリソースになることを期待する．

2019年4月　　　　　　　　　　　　Richard Tunstall／S. Ali Mirjalili

　CTやMRI，超音波装置などの画像診断技術が進歩した現在，比較的短時間に体内臓器の検査が行えるようになりました．しかし，その臓器に実際に到達するには，体外に開口部を持つ管腔を逆行性にアプローチする以外，すべて体外からの穿刺や皮膚の切開が必要となります．そのためには骨性の隆起や筋や腱のレリーフを見て，体表から見たときの位置関係と，近傍やその奥に何が存在するのかを知ることが重要です．また，末梢神経や血管の走行に関する知識は，組織損傷を避けて，安全に医療を遂行する上で不可欠です．さらに，体表に近い組織に対する治療を行う場合には，目標とする組織を体表から特定しなければなりません．つまり，体表から体内の臓器や組織の位置を正確に知ることは，すべての医療行為にとって，きわめて基本的な技術ということになります．

　ふつうの解剖書では，体表から皮膚，皮下組織，筋を段階的に除去していく形で体内組織の構造を明らかにしていきますが，本書ではあくまで体表から見た体内構造や組織の位置関係を詳細に示すことにこだわっています．臓器や組織の個別の形態については最小限の記載しかありませんが，注射や外科手術，施術において，体表から体内にアプローチするための情報が十分に盛り込まれています．最近では特に超音波装置の進歩もあり，体表から，より深い組織の構造を見ることができるようになりました．しかし，こうした場合においても，基本的な解剖学的知識は不可欠であり，本書の必要性がさらに増してきました．本書は臨床現場に持ち込んでの使用を考えてポケット版になっていますが，豊富な図表と簡潔ながら要点を得た記載がなされており，通読することでも新たな視点を与えてくれます．本書を手に取った皆様の臨床能力のアップは間違いありません．

2021年12月　　　　　　　　　　　　　　　　監訳者一同

　体表解剖は，生体の視診・触診を通じて最もよく学ぶことができ，その機会は多ければ多いほどよい．本書からの情報と解剖組織標本，手術や診療時の観察，横断面像，医療画像を相互参照することも忘れないでほしい．これらも位置関係，変異や関係性の理解に役立つだろう．体表から構造を知るには次の事柄を思い出すことが大切である．

- 参照ポイントとして，骨構造，靭帯，腱，筋などの突出した一定の指標を用いる．
- 同定して位置決定を進めるには，視診，触診，打診，聴診を用いる．
- 構造の同定を補助するには，組織触診，関節運動，筋収縮や表在静脈を閉塞させることが役立つ．
- 患者の皮膚の上に，キーとなる指標，構造，基準線，基準面，区域や領域の位置をマークしたり，描き込んだりするのは，便利かもしれないし，ときには不可欠である．
- 動脈の多くは触れることが可能で，神経構造の体表位置を知るよいガイドになる．
- 同様に，主な表在静脈も皮神経の表面位置のガイドとして用いることができる．
- 最初に正常な外観や位置の範囲に慣れることで，異常を見分けることが容易になる．

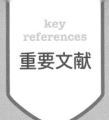

　以下の文献にはエビデンスに基づく体表解剖と体表の解剖上の変異についての知見が掲載されている.

・Botham SJ, Fillmore EP, Grant TS, et al. Age-related changes in inguinal region anatomy from 0-19 years of age. Clin Anat 2019；**32**：794-802.

・Cetik O, Uslu M, Acar HI, et al. Is there a safe area for the axillary nerve in the deltoid muscle? A cadaveric study. J Bone Joint Surg Am 2006；**88**：2395-2399.

・Fischer NJ, Morreau J, Sugunesegran R, et al. A reappraisal of pediatric thoracic surface anatomy. Clin Anat 2017；**30**：788-794.

・Hale SJ, Mirjalili SA, Stringer MD. Inconsistencies in surface anatomy：the need for an evidence-based reappraisal. Clin Anat 2010；**23**：922-993.

・Heřmanová Z, Ctvrtlík F, Heřman M. Surface anatomy of the pulmonary fissures determined by high-resolution computed tomography. Clin Anat 2012；**25**：835-843.

・Mirjalili SA, McFadden SL, Buckenham T, et al. Anatomical planes：are we teaching accurate surface anatomy? Clin Anat 2012；**25**：819-826.

・Mirjalili SA, McFadden SL, Buckenham T, et al. A reappraisal of adult abdominal surface anatomy. Clin Anat 2012；**25**：844-850.

・Mirjalili SA, Hale S, Buckenham T, et al. A reappraisal of adult thoracic surface anatomy. Clin Anat 2012；**25**：827-834.

· Mirjalili SA, McFadden SL, Buckenham T, et al. Vertebral levels of key landmarks in the neck. Clin Anat 2012 ; **25** : 851-857.

· Openshaw P, Edward S, Helms P. Changes in rib cage geometry during childhood. Thorax 1984 ; **39** : 624-627.

· Tarr GP, Pak N, Taghavi K, et al. Defining the surface anatomy of the central venous system in children. Clin Anat 2016 ; **29** : 157-164.

· Wallis KA, Hills T, Mirjalili SA. Minimising iatrogenic nerve injury in primary care. Br J Gen Pract 2018 ; **68** : 392-393.

acknowledgements
謝　辞

　本書初版で，私の人体解剖のスケッチから今版の図版改訂の基礎を作った第1版の図版を作成してくれたDesigners Collective社のRichard Prime氏とPete Wilder氏に感謝します．

　また，私自身と私の仕事の両方を形作り，魅力的なものにしてくれたすべての人（家族，友人，同僚，学生）にも感謝します．

contents
目 次

はじめに

体表の視診・触診, 参照する指標を通じて解剖学的構造を同定する能力は, 臨床医学にとって非常に重要である. 体表解剖に対する正しい知識は, 身体診察およびカテーテル穿刺や生検, 外科的切開, 局所麻酔, 関節内注射などの治療手技の基本を, 臨床家が理解するのに役立つ. 体表解剖はまた, 診断推論や画像診断の解釈の上でも役に立つ. 例えば, 胸部や腹部のX線写真にみられる多くの解剖構造は, 体表解剖像から解読できる.

測定と変異

本書内の記載は現時点における見解やエビデンス, 経験と筆者自身の観察結果に基づいている. 多くの構造の体表における位置は比較的一定であるが, 体表解剖は個人間の差が生じやすく, 体の形や大きさ, 状態, 年齢や姿勢によって変化する. 最近の画像検査の研究は, 体表解剖の知識の見直しの一助となるだけでなく, 姿勢による変化の正常範囲に関する洞察を与えてくれている. エビデンスに基づく研究集は, 前出の「重要文献」で参照できる.

本書で提供される測定値は目安として扱うべきである. 良い臨床家となるには変異を意識することが必要であり, さらなる位置決定の目安として, 視診, 触診, 打診, 聴診, 神経刺激や超音波検査を用いるべきである. ある領域では横指計測を用いるが, これはすばやく有用な測定をすることが可能だからである. 横指計測は示指の先端から始める.

超音波検査と体表解剖

超音波検査は診断あるいは侵襲手技を行うときに, 追加的な指標を提供する. また, 超音波検査はそのときの位置における解剖構造を直接見せてくれるので, 体表解剖を学ぶ上でも有用なツールである. しかし, 超音波検査は体表解剖を学ぶ必要性にとって代わることはできない. 逆に, 体表解剖に関する正確な知識は, 超音波検査におけるプローブの設置と画像解釈の基本である.

表1.1 触診技法

組織/性状	触診技法
骨の性状と形状	母指あるいは示指を使って軽く叩く/円を描くか、または直接軽く押す
筋緊張、柔軟性、質感	母指で直接押すことで緊張を評価し、さらに筋線維の走行に対して直角に動かすことで質感と柔軟性を評価する。通常の筋は、組織の厚みを感じる前に、触っている母指の圧力に負ける
浅い腱	母指と示指で軽く挟んでつまむ。正常な腱はしっかりとして索状に感じる。腱の走行に沿って行うと分かりやすい
深い腱	母指を小さく円を描くように動かして直接押し、骨の付着部を触れる。腱の走行に沿って母指を左右に動かす
腱鞘	第2〜4指の先端を腱に沿って力をかけずに置き、患者に腱を繰り返し動かすように指示する。雪玉をつぶすときのような摩擦音を感じる
靱帯	靱帯線維を母指か示指と中指で軽く押しながら平行に触れる。広くて薄い靱帯は通常触れることができない
関節線	指1本か母指で2つの骨が作る隙間か溝を押し、関節の周囲をなぞる。指を関節線に沿って上下に動かして関節の病変を評価し、同時に関節をまたぐ筋、腱、靱帯を触れるようにする
脊柱と椎間関節	患者をうつぶせにして、一方の手の豆状骨を棘突起に置き、反対側の手で前に強く押してすぐに離し、脊柱の弾性をみる。障害のない関節では圧痛は起きない。頸椎の関節は指で押すだけで動かすことができる

触診技法

　効果的な触診技法は臨床診療の重要な要素である。解剖学的構造と指標の位置を特定し、組織構造と病的変化を正確に定めることに使われる。一般的に、病的な状態が疑われた場合には左右を比較する。圧痛はふつう触診では試すべきではない。特定の性状、部位、組織で異なる触診技法が用いられる（**表1.1**）。多くの組織はそれぞれ特徴を有する。

- 骨は硬く、指の圧力に抵抗する。
- 筋は骨とは対照的に、指の圧力に負けて、収縮時に動き、形を変える。

- 腱はしっかりとして，索状に触れる．筋が弛緩しているときにはその牽引方向に対して垂直に動かせるが，筋が収縮しているときには腱は動くものの，より固定されたように感じる．
- 靭帯はしっかりと索状に触れることもあるし，触れないこともある．
- 神経は一般に触れることができないが，いくつかの太い神経(例えば，尺骨神経)は軟らかい索状物として触れ，その走行あるいは方向に対し垂直に動かせる．

Clinical Insight

外傷や病的な変化により，触診すると組織の状態が変わって感じられる．例えば，筋は炎症を起こすと著しく硬くなり，疼痛誘発性の攣縮，過緊張あるいはむくみを感じることがある．

1.1 解剖学的姿勢と平面

解剖学的姿勢

本書内では，すべての部位，体構造の関係と動きは，解剖学的姿勢を基準として述べられている．解剖学的姿勢は体の標準的な基準位置である(**図1.1**)．解剖学的姿勢に直立すると，

- 顔面，眼，手掌，足趾は正面(前面)を向く．
- 上肢は体側につき，指は互いに接する．
- 下肢，足，母趾と足趾は互いに接する．
- 手掌の外側に置いた母指は他の指と90°をなす．

相対的な位置関係を示す用語

解剖学的姿勢を基準とすることで，標準的な用語で相対的位置を表現することができる(**表1.2**, **図1.2**)．

解剖学的平面

解剖学的姿勢からみると，体は互いに垂直な3つの面によって分割される(**表1.3**, **図1.3**)．

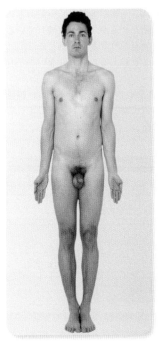

図1.1　解剖学的姿勢

表1.2　相対的位置を示す用語

用　語	相対的位置
前方	体の前の方向
後方	体の後ろの方向
内側	体の正中の方向（正中面）
外側	体の正中から左あるいは右の方向
上方	頭頂に向かう方向
下方	足底に向かう方向
頭側	頭（頭蓋）の方向
尾側	尾（尾骨）の方向
遠位	構造の起点や体の中心からより離れた点
近位	構造の起点や体の中心により近い点

**図1.2　相対的位置を
　　　　示す用語**

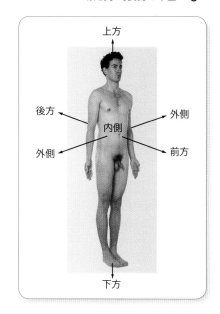

上方

後方

外側

内側

前方

外側

下方

表1.3　解剖学的平面

平　面	位　置
矢状面	前から後ろに垂直に通り，体を左と右に分割する
冠状面（前額面）	左から右に垂直に通り，体を前と後ろに分割する
軸断面（水平面）	体を水平に走り，上と下に分割する
斜断面	矢状面，冠状面，軸断面のいずれでもない面

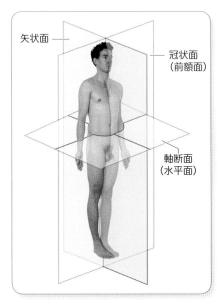

図1.3 解剖学的平面

矢状面

冠状面
（前額面）

軸断面
（水平面）

1.2 解剖学的運動

関節あるいは体の一部の運動は解剖学的姿勢を起点として表現される．特定の運動に関する知識は構造の同定に役立つとともに，臨床において診察や治療手技に必要とされるので，関節の運動を知ることは体表解剖の理解に有用である．

屈曲と伸展

屈曲と伸展は矢状面で起こる（**図1.4～図1.14**）．
- **屈曲**とは，本来胎児において腹側面であった2つの面が出会う動きである．
- **伸展**とは，本来胎児において腹側面であった2つの面が離れる動きである．

屈曲とは多くの構造では前方に動くことであり，一方，伸展とは多くの構造では後方に動くことである．大きな例外は膝関節，足関節，足趾と母指である．例えば，底屈とは足と足趾の屈曲で

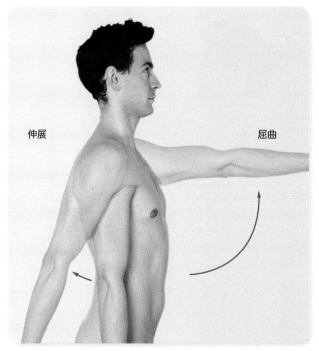

図1.4　肩の伸展と屈曲

あり，背屈は伸展である．母指の屈曲とは冠状面において母指が
手掌を横切る運動であり，伸展とはその反対方向の運動である．

外転と内転

　外転と内転は冠状面で起こる（**図1.15～図1.20**）．
- 外転とは正中面から構造が離れる動きである．
- 内転とは正中面に構造が近づく動きである．
　指の動きは上記のものと異なっており，手では第三指，足では
第二趾に対しての動きである．母指の外転とは矢状面内で手掌か
ら離れる動きであり，内転とは解剖学的姿勢に戻る動きである．

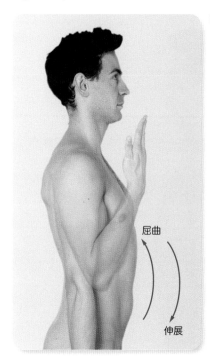

図1.5 肘の伸展と屈曲

屈曲

伸展

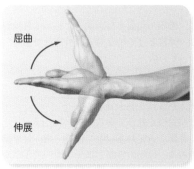

図1.6 手関節の伸展と
屈曲

屈曲

伸展

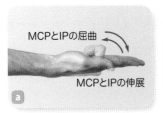 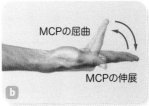

図1.7　指の伸展と屈曲
a)中手指節関節（MCP）と指節間関節（IP）、b）MCP

図1.8　母指の伸展と屈曲

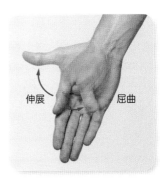

図1.9　股関節の伸展と屈曲

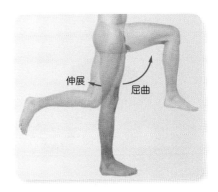

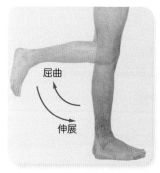

図1.10　膝関節の伸展と屈曲

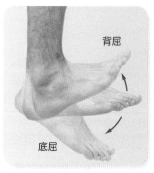

図1.11　足関節の底屈（屈曲）と
　　　　背屈（伸展）

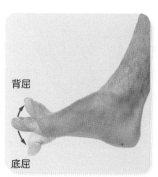

図1.12　中足趾節（関節）および
趾節間関節における足趾の背屈（伸
展）と底屈（屈曲）

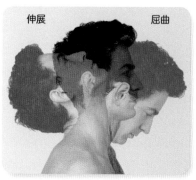

図1.13　頸部の伸展と
　　　　屈曲

図1.14　脊柱の伸展と
　　　　　屈曲

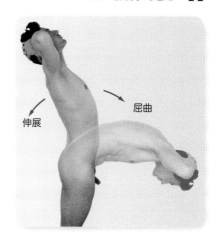

伸展

屈曲

図1.15　肩関節の外転と内転

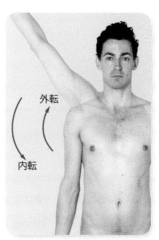

外転

内転

回　旋

　回旋は水平面で起こる（**図1.21〜図1.24**）.

- 内方回旋（内旋）とは，肢の前面が正中面に近づく動きである.
- 外方回旋（外旋）とは，肢の前面が正中面から離れる動きである.
- 脊柱と環椎後頭関節の回旋とは，頭頸部と体幹を左または右に回すことである.

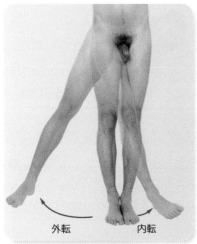

図1.16 **股関節の外転と内転**

股関節内転は，反対側下肢を避けて正中線を越えることで起きる．

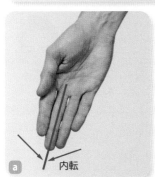

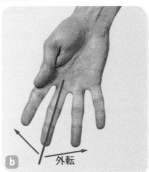

図1.17 **手指の第3指（青線）に対する内転（a）と外転（b）**

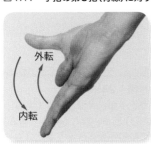

図1.18 **母指の外転と内転**

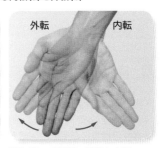

図1.19 **手関節の外転と内転**

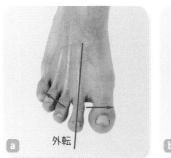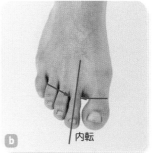

図1.20 足趾の第2趾に対する外転(a)と内転(b)
青線(第2趾)は外転/内転の中心軸を示す.

図1.21 肩関節の回旋:外方回旋(外旋)と内方回旋(内旋)

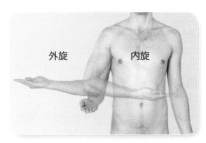

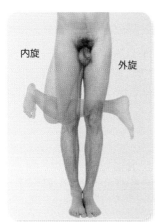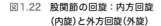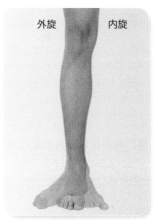

図1.22 股関節の回旋:内方回旋 (内旋)と外方回旋(外旋)　**図1.23 膝関節の回旋:外方回旋 (外旋)と内方回旋(内旋)**

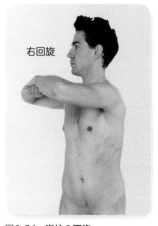 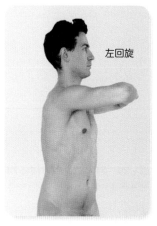

図1.24 脊柱の回旋

回内と回外

　前腕において（**図1.25**），
- 回内とは，尺骨の周りを橈骨が内側に回り，手掌が後方に向く動きである．
- 回外とは，その反対の動きである．手掌が解剖学的姿勢に戻る動きである．
　足において（**図1.26**），
- 回内とは，足の外側縁を持ち上げ，足底を正中矢状面から離す動きである．
- 回外とは，内側縁を持ち上げ，足底が正中矢状面に向くようにする動きである．
　足の回内・回外は通常，それぞれ足の外転・内転を伴う．

足の内がえしと外がえし

- 内がえしとは，内転，回外，底屈の組み合わせである．
- 外がえしとは，外転，回内，背屈の組み合わせである（**図1.27**）．
　いずれの動きも，足を床から持ち上げながら足の裏を内側や外側に向けると自然に生じる．

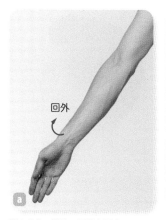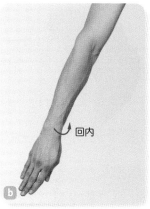

図 1.25 前腕の回外と回内
a)回外によって手掌が上向きになる，b)回内によって手掌が下向きになる．

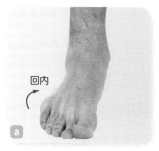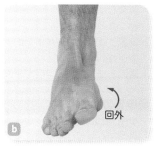

図 1.26 足の回内(a)と回外(b)

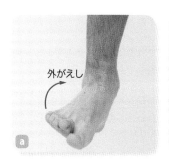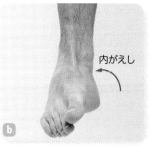

図 1.27 足の外がえし(a)と内がえし(b)

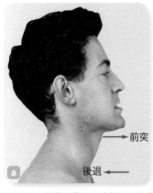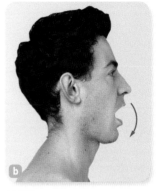

図1.28　**下顎の動き**：a)前突と後退，b)開口

下顎の動き

- 前突とは，下顎が(その結果としてオトガイが)水平面で前方に動くことである．
- 後退とは，下顎が解剖学的姿勢に戻るように後方に動くことである(**図1.28**)．
- 開口とは，前突と回旋が組み合わされた動きである．

肩甲骨の動き

- 突出(前方移動)とは，肩甲骨が胸郭の周りを前外方に動くこと，また前方に手を伸ばすようにする動きである．後退とは，脊柱の方へ，後内側に向かって動くことである(**図1.29**)．
- 挙上とは，肩甲骨が胸郭の周りを上方に動くこと，また肩をすくめるようにする動きである．下制とは，反対に下方に動くことである(**図1.30**)．
- 外旋(外方回旋)とは，関節窩を上外方に向ける動きである．内旋(内方回旋)とは，その反対の動きである(**図1.31**)．

指の対立と還納

　対立とは，母指と他の指の腹を合わせる動きである．母指に特異的な動きである(**図1.32**)．母指の対立は，書字やボタンをはめるなどの細かい巧緻運動には不可欠である．還納は，母指が解剖学的姿勢へ戻る動きである．

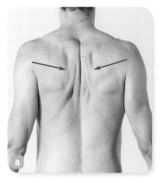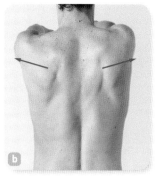

図1.29　**肩甲骨の動き**：a)後退（後方移動），b)突出（前方移動）

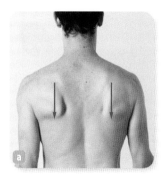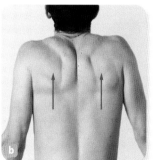

図1.30　**肩甲骨の動き**：a)下制，b)挙上

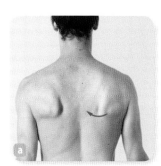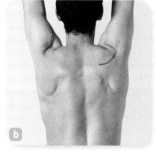

図1.31　**肩甲骨の動き**：a)内旋（内方回旋），b)外旋（外方回旋）

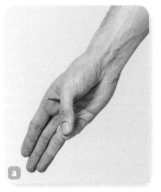 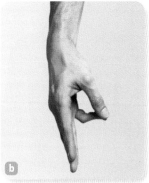

図1.32   **母指の対立**：a)前面，b)側面

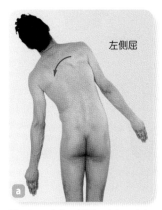

左側屈

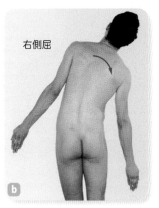

右側屈

図1.33   **脊柱の側屈**：a)左，b)右

側　屈

　側屈とは，前頭面における脊柱の側方への動きである．頭部が正中（正中面）から離れる方向に動く（**図1.33**，**図1.34**）．

図1.34　頸部の右方向への側屈

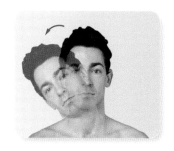

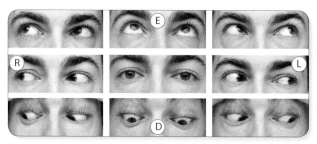

図1.35　眼球運動
Ⓔ挙上，Ⓓ下制，Ⓛ左眼の外転と右眼の内転，Ⓡ右眼の外転と左眼の内転

図1.36　眼球運動：輻輳
a)中間の解剖位，b)輻輳（軽度下制）

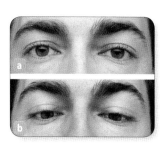

眼球運動

　眼球は3つの異なった互いに垂直な軸の周りを動く．外転‒内転，挙上‒下制と，それらの組み合わせの動きが容易に観察できる（**図1.35**）．近くの物を見るために両方の眼球が内転する輻輳（ふくそう）を除いて，ほとんどの眼球運動は共役している（両眼が同じ方向に，同じ程度，同時に動く）（**図1.36**）．

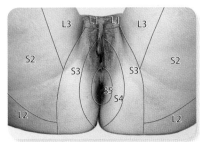

図1.37　エビデンスに基づいた会陰部のデルマトーム
［Lee MWL, McPhee RW, Stringer MD：An evidencebased approach to human dermatomes. Clinical Anatomy 21：363-373, 2008 より引用］

1.3　感覚神経支配

　皮膚の神経支配パターンを知ることは重要であり，感覚脱失の領域を明らかにすることで神経障害部位に関する手がかりを与えてくれる．皮膚の神経支配は，次のように定義される．

- デルマトーム（**図1.37**，**図1.38**）：単一の脊髄神経によって支配される皮膚領域．
- 皮神経（いわゆる末梢神経）領域（**図1.39**，**図1.40**）：末梢の皮神経（例えば尺骨神経）によって支配される皮膚領域；皮神経は，1つかそれ以上のデルマトームを越えて支配する．
　一般論として，
- デルマトームに沿った感覚脱失は，脊髄神経またはその前枝の障害，あるいは脊髄障害によって起こる．
- 皮神経領域の感覚脱失は，皮膚切開や切創，局所圧迫による神経障害部位より末梢の領域で起こる．
- 表層の皮神経は四肢の浅い静脈に伴走する．そのため，静脈穿刺によって損傷する危険がある．同様に太い末梢神経（例えば大腿神経）は動脈に伴走するので，動脈穿刺によって損傷する危険がある．

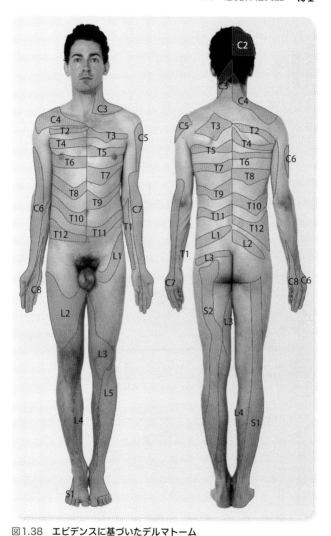

図1.38 エビデンスに基づいたデルマトーム
〔Lee MWL, McPhee RW, Stringer MD：An evidence-based approach to human dermatomes. Clinical Anatomy **21**：363-373, 2008 より引用〕

図1.39　上肢の皮膚の神経支配

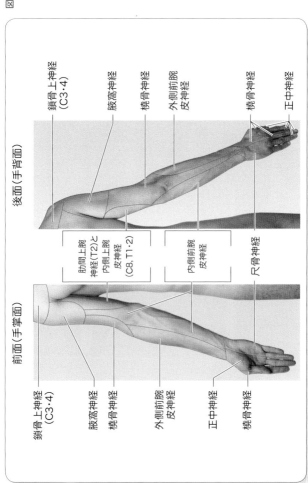

後面（手背面）

鎖骨上神経（C3・4）
腋窩神経
橈骨神経
外側前腕皮神経
橈骨神経
正中神経

肋間上腕神経（T2）と内側上腕皮神経（C8, T1・2）

内側前腕皮神経

尺骨神経

前面（手掌面）

鎖骨上神経（C3・4）
腋窩神経
橈骨神経
外側前腕皮神経
正中神経
橈骨神経

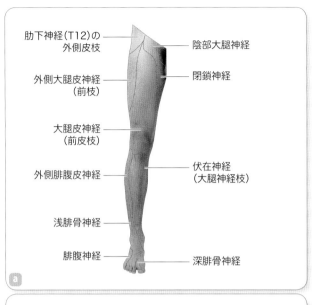

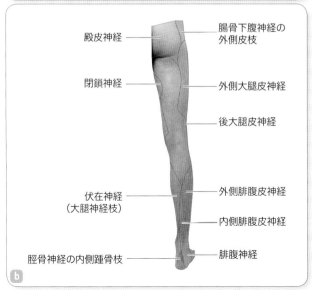

図1.40 **下肢の皮膚の神経支配**：a)前面，b)後面

頭頸部

頭 部

　頭部は頭蓋とそれに付属する組織からなり，脳，脳幹，小脳，感覚器，ならびに言語，摂食，呼吸などに関連する臓器を含む．頭蓋は不規則骨で構成され，ほとんどの骨が縫合により線維性に結合する．頭蓋は2つの主要な部分からなる（**図2.1**）．

- 神経頭蓋（頭蓋冠と頭蓋底）は，脳とそれに付属する神経組織を収容する．
- 内臓頭蓋（顔面骨格）は，鼻腔，眼窩，口腔，口蓋，歯牙，下顎を含む．

　顔面や頭蓋骨の指標，関節の多くが頭皮や顔面の皮膚，皮下組織越しに触れることができる．様々な骨の特徴は，その下にある構造物や孔，筋の付着部の指標となる．

頸 部

　頸部は，頭部やそれに付属する内臓と，体幹（胸郭と脊柱）や上肢とを繋いでいる．頸部は記載の都合上，上下の境界を次のようにする（**図2.2**）．

図2.1 頭 蓋
①神経頭蓋（青線），②内臓頭蓋（白線）

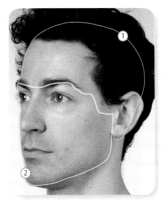

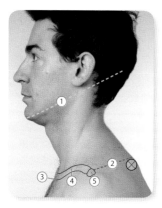

図2.2　頸部の解剖学的境界
①頭頸周囲線，②肩峰〜第7頸椎の椎体のライン，③胸骨柄の頸切痕（胸骨上切痕），④鎖骨，⑤肩峰，⊗第7頸椎の棘突起

- **上方**は頭頸周囲線で，頤先から下顎下縁，上項線を通って外後頭隆起へ向かう線である.
- **下方**は，胸骨柄の上縁，鎖骨，肩峰，肩峰から第7頸椎の椎体を結ぶ線である.
　頸部は胸郭上縁のレベルで胸郭の上縦隔（胸郭上口）に繋がる.
この指標は胸骨柄，第1肋骨内側縁，第1胸椎の椎体である.

椎骨レベル

　頭頸部には椎体の高さの指標となるものがあり，X線写真によって確認できる（**図2.3**）.
- **第1頸椎（C1）**：硬口蓋
- **第2頸椎（C2）**：下顎角
- **第3頸椎（C3；C1〜C5まで幅がある）**：頸動脈分岐部
- **第4頸椎（C4；C3〜C5/6椎間板まで幅がある）**：舌骨体
- **第4頸椎（C4：女性）/第5頸椎（C5：男性）（C3〜C5/6椎間板まで幅がある）**：甲状軟骨上縁
- **第6頸椎（C6：女性）/第7頸椎（C7：男性）[C5〜T1（第1胸椎）まで幅がある]**：輪状軟骨下縁・気管起始部

図2.3 頸椎X線側面像（女性）

①下顎角，②第2頸椎の棘突起，③舌骨，④喉頭隆起，⑤輪状軟骨，⑥第7頸椎の棘突起，第2～7頸椎の椎体（C2～C7）を赤字で示す．

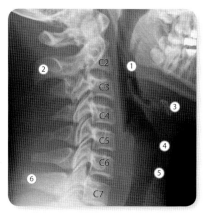

2.1 骨ならびに骨性の指標

前頭骨

前頭骨は前額，眼窩上縁，眼窩の上壁を形成する（**図2.4**）．冠状縫合で頭頂骨と関節し，冠状縫合は左右の頬骨弓の中央同士を結ぶ線上を走っている（**図2.5，図2.6**）．前頭骨の眉間は鼻の上の正中の丸みを帯びた隆起を形成する．眉弓は眼窩上縁から眼窩にかけての隆起である．眼窩上縁を触れると，眼窩上切痕を，へこみまたは切れ込みとして感じられる．眼窩上孔または切痕は，顔面正中線から平均2.7 cm（1.8～4.3 cmの範囲）外側にある．この位置は性別，人種，左右，地域によって様々である．

> **Clinical Insight**
>
> 眉間を叩くと瞬目が起きる（眉間反射）が，繰り返し叩くとやがて消失する．しかし，パーキンソン病では瞬目が消失しなくなる（Myerson徴候）．

鼻 骨

鼻骨は対をなして，鼻梁と前額の正中下方を形成する．眉間の下方にある正中の陥凹であるナジオンで，前頭骨と関節する．ナジオン−イニオン線は脳の中心溝と上矢状静脈洞の位置の指標になる（**図2.9，図2.10**）．上矢状静脈洞はその線から0.6～1.0 cm左右にずれたところ（典型的には右側）を通る．

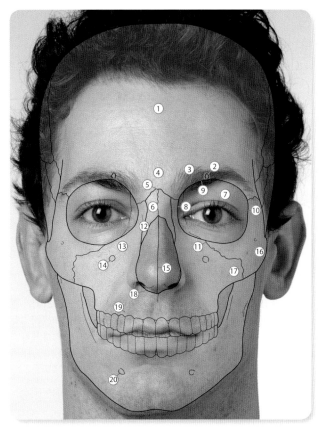

図2.4　頭蓋前部
①前頭骨，②眼窩上孔，③眉弓，④眉間，⑤ナジオン，⑥鼻骨，⑦眼窩，⑧眼窩内側壁，⑨眼窩上縁，⑩眼窩外側壁，⑪眼窩下縁，⑫上顎骨前頭突起，⑬上顎骨(体)，⑭眼窩下孔，⑮鼻中隔(軟骨部)，⑯頬骨，⑰上顎骨頬骨突起，⑱上顎骨鼻切痕，⑲上顎骨歯槽突起，⑳オトガイ孔

上顎骨

　上顎骨は中顔面の中央部を形成する(**図2.4**)．上顎骨は以下の部分からなる．

• 上顎骨体は鼻の外側で眼窩内側の下方に位置する．
• 前頭突起は鼻と眼窩の間の内上方に位置する．眼窩の内側壁と

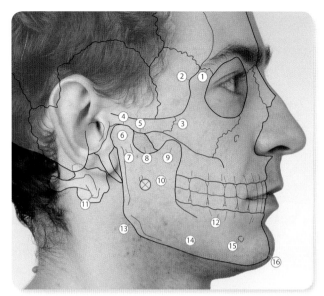

図2.5　下顎骨と顎関節
①前頭頬骨縫合，②頬骨縁結節，③側頭頬骨縫合，④顎関節，⑤側頭骨の関節結節，⑥下顎頭，⑦下顎頸，⑧下顎切痕，⑨筋突起，⑩下顎枝，⑪第1頸椎（環椎）の横突起，⑫歯槽突起，⑬下顎角，⑭下顎体，⑮オトガイ孔，⑯オトガイ隆起，⊗下顎孔の位置を表面に投影（実際は下顎枝の内面にある）

　　鼻の上外側部を構成する．
- **口蓋突起**は左右で合わさり，口腔の上壁の前2/3である硬口蓋を形成する（**図2.26**）．
- **歯槽突起**は下方に突出し，上顎の歯を支持する．

下顎骨

　下顎骨は，可動性のある顎の下部を構成する（**図2.5**）．以下の部分からなり，それらの多くを触れることができ，視認できる．
- **下顎体**は顎の正中（オトガイ隆起）から下顎枝に向かって走行する．
- **下顎枝**は下顎骨のほぼ垂直な部分である．後縁は，上方で下顎頭まで触れることができる．下顎頸の上方は関節突起の下顎頭

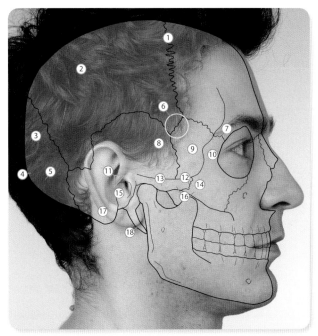

図2.6　頭蓋側面
①冠状縫合，②頭頂骨，③後頭骨，④外後頭隆起（イニオン），⑤上項線の位置，⑥プテリオン（黄色線；一般的には直径1cmの円内に位置し，中心は前頭頬骨縫合の2.6cm後方，1.3cm上方にある），⑦前頭頬骨縫合，⑧側頭骨鱗部，⑨蝶形骨大翼，⑩頬骨前頭突起，⑪道上三角（青線），⑫側頭頬骨縫合，⑬側頭骨頬骨突起，⑭頬骨側頭突起，⑮外耳道，⑯頬骨弓，⑰側頭骨乳様突起，⑱茎状突起

である．顎動脈は下顎枝上部と下顎頸の深層に位置する．

- **下顎角**は下顎体と下顎枝の間に位置する．第2頸椎レベル，舌骨大角の後端の高さの指標となる．

Clinical Insight

上顎神経（第V₂*脳神経），下顎神経（第V₃*脳神経）は，下顎切痕からそれぞれ前方，後方に向けて針を刺入することにより麻酔することができる．

---

*訳注　原文ではV_b，V_cと併記されているが，日本ではV₂，V₃と表記するのが一般的なので省いた．

- **歯槽突起**は上方に突出し，下顎の歯を支持する．
- **下顎切痕**は筋突起と下顎頭・下顎頭の間で，側頭骨の関節結節の前下方に位置する．
- **筋突起**は口腔前庭から，上顎の8番の歯（第3大臼歯）のすぐ外側で触知することができる．

顎関節

顎関節は，下顎頭と側頭骨の下顎窩・関節結節の間に位置する（**図2.5**）．顎関節と関節結節は，耳珠の前方で頬骨弓の下方に触知することができる．開口したり閉口したりするときに下顎頭が前方に移動するのを指で触ると感じることができる．脱臼すると，下顎頭が関節結節の上前方に移動し，口が開いたままとなる．整復には，下顎頭を関節結節の下をくぐらせるように誘導する必要がある．

第1頸椎

第1頸椎の横突起は，乳様突起の先端の約1cm後下方，胸鎖乳突筋の深部に硬い腫瘤として触れることができる．これは，椎骨動脈，副神経，後頸部にある後頭下三角の下外側の頂点の位置の指標となる．

頬　骨

頬骨は，頬部の前外側の最も大きな部分を構成する（**図2.6**）．前頭突起は上方に突出し，眼窩の外側縁を構成する．側頭突起は後方に伸び，頬骨弓の前部を構成する．

プテリオン

プテリオンは，頭頂骨，前頭骨，側頭骨，蝶形骨が結合する部分である（**図2.6**）．これは，頭蓋の側面で頬骨弓の中央の約4cm上方に位置する．また，プテリオンは直径1cmの範囲内にあり，その中心は前頭頬骨縫合の後外側縁から2.6cm後方，1.3cm上方のあたりにある．プテリオンの領域の骨折は，深部を走行する中硬膜動脈（前枝）を損傷し，硬膜外血腫を引き起こす．受傷から脳圧亢進による症状が出現するまでに，数時間の意識清明な時間があることがある．

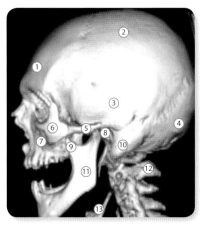

図2.7　頭頸部の側面の 3D-CT

①前頭骨，②頭頂骨，③側頭骨（鱗部），④後頭骨，⑤頬骨弓，⑥頬骨，⑦上顎骨，⑧外耳道，⑨下顎骨の筋突起，⑩乳様突起，⑪下顎枝，⑫第2頸椎棘突起，⑬舌骨

頭頂骨

頭頂骨は対をなし，頭蓋冠のドームの側面を構成する．凸状であり前頭骨の後方に容易に触れる（**図2.6**）．左右の頭頂骨は矢状縫合で結合し（**図2.9**），前方では前頭骨と冠状縫合で結合し，後方では後頭骨，下外側方では側頭骨，蝶形骨と結合する．

側頭骨

側頭骨は頭蓋の外側に位置する（**図2.6**，**図2.7**）．聴覚器と平衡器を含み，頭蓋底の一部を構成する．側頭骨には様々な病気が起こりうる．骨折すると，耳から出血がみられたり，中耳炎が乳様突起の圧痛，腫脹（乳様突起炎）を引き起こしたりする．側頭骨は以下の部分と特徴的な構造からなる．

- **外耳道**は岩様部・鼓室部に開く．外耳道は鼓膜に通じ，鼓膜を観察することができる（**図2.8**）．
- **鱗部**（平らな部分）は耳周囲で頭蓋底の外下方の部分を構成する．
- **乳様突起**は耳垂の後方にある丸みを帯びた骨塊であり，尖端に触れることができる．含気蜂巣を含んでおり，中耳と交通している．
- **頬骨突起**は，耳珠上部のすぐ前から前方に突出している．頬骨の側頭突起と関節し，頬骨弓を形成する．頬骨弓は中頭蓋底の高さの指標となる．

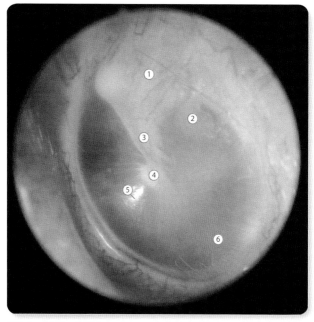

図2.8 左鼓膜の耳鏡像
①鼓膜弛緩部, ②キヌタ骨長脚, ③ツチ骨柄, ④鼓膜臍, ⑤光錐(前下方にある), ⑥鼓膜緊張部

●**道上三角** 道上三角は手術の際, 中耳の乳突洞(鼓室洞)の外表面での位置の指標となる(**図2.6, 図2.7**). 以下で境界される.

- **上方**:頬骨弓上縁の延長線
- **後方**:外耳道後縁を通る垂直線
- **前下方**:外耳道の後上縁

Clinical Insight

耳鏡検査の際, 外耳道をまっすぐにし鼓膜を見えるようにするために, 成人では耳介を後上方に牽引する必要がある. 小児の場合は後方または後下方に牽引する.

表2.1 乳幼児の泉門と成人の構造

泉門	位置	成人の構造と位置
大泉門	前方で前頭骨と頭頂骨の間	ブレグマ（頭蓋冠の前方で冠状縫合の最頂部）
小泉門	後方で頭頂骨と後頭骨の間	ラムダ（イニオンの7〜10 cm上方）
後側頭泉門	下側頭部で耳の後方	アステリオン（乳様突起の後上方）
前側頭泉門	前側頭部	プテリオン（頬骨弓中央の約4 cm上方；中心が前頭頬骨縫合の後外側縁から2.6 cm後方，1.3 cm上方にある直径1 cmの円内）

後頭骨

後頭骨は，頭蓋底の後方部，下方部を構成する（**図2.6**，**図2.7**）．外後頭隆起（イニオン）は正中に触れる隆起で，その右上外側の頭蓋内で矢状静脈洞，直静脈洞，横静脈洞が合流する（**図2.9**，**図2.11**）．上項線は，外後頭隆起から外側に走る後頭骨の触知可能な辺縁である．筋や靱帯の付着部である．

乳幼児の頭蓋と泉門

乳幼児の内臓頭蓋は，神経頭蓋と比較すると相対的に小さい（図9.15，図9.16参照）．乳幼児の頭蓋冠は膜性に結合しており，比較的柔らかく可動性がある．

> **Clinical Insight**
>
> 大泉門，小泉門（成人ではブレグマ，ラムダ）は，上矢状静脈洞の上にあるので，脱水になるとへこみ，頭蓋内圧が亢進すると膨隆する．

このため，脳の成長に伴い頭蓋がリモデリングできる．いくつかの大きい関節は泉門と呼ばれ，乳幼児の頭蓋では軟らかい部分となっている（**表2.1**）．その部分は成人になってからも触知できる構造である（**図2.9**）．

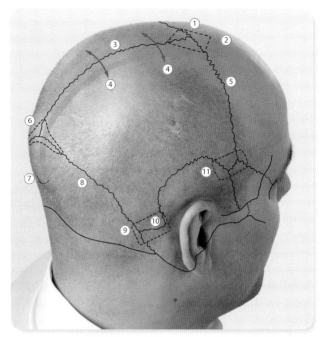

図2.9　頭蓋の縫合と泉門
①大泉門の位置(乳幼児)／ブレグマ(成人)，②上矢状静脈洞，③矢状縫合，
④上矢状静脈洞の位置［正中線から最大1cmまで左右にずれる(青矢印)
が，図にあるように右側にあることがより多い］，⑤冠状縫合，⑥小泉門
の位置(乳幼児)／ラムダ(成人)，⑦イニオン(外後頭隆起)，⑧ラムダ縫合，
⑨後側頭泉門の位置(乳幼児)／アステリオン(成人)，⑩頭頂乳突縫合，⑪
前側頭泉門の位置(乳幼児)／プテリオン(成人)

2.2　頭蓋内構造

頭蓋の基準線

　頭蓋内部の重要構造物のおおよその位置の指標として基準線が
用いられる(**表2.2**，**図2.10**).

表2.2　頭蓋の基準線と深層の構造物

線	経過	特徴的な構造物
ナジオン-イニオン線	前方はナジオンから後方はイニオンまで頭蓋冠上を通る	上矢状静脈洞(1 cmまで左右にずれることがある)，大脳鎌，大脳縦裂
Reid基準線(フランクフルト水平面)	眼窩下縁と外耳道上縁を通る	頭蓋のX線画像の標準的な水平方向の基準線，中頭蓋窩
関節頭線	下顎骨関節頭を通る垂直線でReid基準線と直交する	中心溝の最前部
乳突線(後耳介線)	乳様突起の中央を通る垂直線でReid基準線と直交する	外側溝(Sylvius溝)の最後部

重要な脳裂，脳溝，脳回

　重要な脳裂，脳溝，脳回の位置は頭蓋の標準的な基準線を用いて表すことができる(**図2.11**)．
- 大脳縦裂はナジオン-イニオン線に沿って走行する．
- 外側溝(Sylvius溝)は外眼角とナジオン-イニオン線の75％部を結んだ線上に位置し，乳突線までである(**図2.10**)．
- 中心溝はおよそナジオン-イニオン線の50％部の約2 cm後方と，外側溝線と下顎骨の関節頭線との交点を結んだ線上である．しかし，中心溝の位置にはバリエーションがある．
- 一次運動野，一次感覚野はそれぞれ，中心溝のすぐ前方，後方に位置する．

脳葉，小脳，硬膜静脈洞

　硬膜静脈洞と大脳皮質は，頭蓋に接するように位置する．そのため，穿頭孔(硬膜外血腫や硬膜下血腫の除去の際に用いる)経由で手術や開頭術を行う際には，二次的な損傷を防ぎ，手術の位置を決める上で，それらの位置を知っておくことは必須である．骨の指標や基準線は，位置を示すのに使用される(**表2.3**，**図2.11**)．

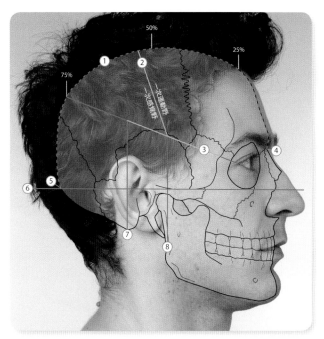

図2.10 頭蓋の基準線と脳溝
①ナジオン–イニオン線は4等分される，②中心溝，③外眼角とナジオン–イニオン線の75%部を結ぶ線，緑色は外側溝（Sylvius溝）の部分，④ナジオン，⑤イニオン，⑥Reid基準線（フランクフルト水平面），⑦乳突線または後耳介線，⑧下顎骨の関節頭線

頭蓋窩

神経頭蓋の底部は頭蓋窩に分割され，その高さは脳葉や小脳の下縁の指標となる（**図2.11**）．

• 前頭蓋窩は眼窩上縁とプテリオンの高さに位置する．
• 中頭蓋窩は頬骨弓上縁の高さに位置する．
• 後頭蓋窩は乳様突起先端の約1 cm上方の高さに位置する．

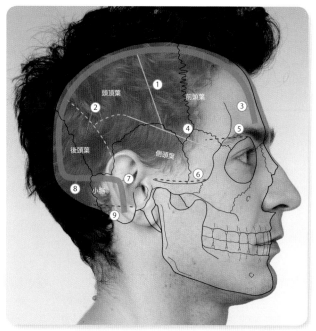

図2.11　硬膜静脈洞，頭蓋窩，脳葉
①中心溝，②脳葉のおおよその境界（緑の点線），③上矢状静脈洞と大脳鎌の位置，④外側溝（Sylvius溝），⑤前頭蓋窩の高さ（赤線），⑥中頭蓋窩の高さ（赤線），⑦S状静脈洞，⑧横静脈洞，⑨後頭蓋窩の高さ（赤線）

2.3　頭部・顔面の筋

　この領域には表情に携わる筋と下顎骨の運動に携わる筋が含まれる（**図2.12**）．表情筋の多くは境界が不明瞭だが，いくつかの重要な筋の場所を知っておくと，脳神経の検査をする際に神経的局在を知る助けになる．

●**眼輪筋**　同心円状に配列されており，眼瞼内部（眼瞼部）と周囲の組織内部（眼窩部）の両方に存在する．眼瞼を閉じることにより検査や触診ができる．麻痺はドライアイや流涙を引き起こす．

表2.3 脳葉と硬膜静脈洞の体表からの指標

脳葉, 静脈洞	体表指標
前頭葉	前頭骨, 頭頂骨の深層で中心溝の前方にあり, 前頭蓋窩に乗る
側頭葉	側頭骨の深層で外側溝の下方にあり, 中頭蓋窩に乗る
頭頂葉	頭頂骨の深層で中心溝の後方にある
後頭葉	頭頂骨, 後頭骨の深層で, 横静脈洞の高さより上方にある
小脳	後頭骨の深層で, 横静脈洞の高さより下方にあり, 後頭蓋窩に乗る
上矢状静脈洞	ナジオン–イニオン線に沿って矢状方向に走行するが, 正中から1cm程度まで左右に偏位しうる. 正中の右側にあることの方が多い
横静脈洞	イニオンから両側の頭頂乳突縫合に向かって前方に走行する. 頭頂乳突縫合は乳様突起の後上方に触れることができる
S状静脈洞	耳介の1〜2cm後方の点(耳介の上から1/3の高さで, くぼみとして触れるところ)から乳様突起の尖端に向けて弯曲して下行する. その後, 頸静脈孔(外耳道下縁より2cm深いところ)を通る

●**口輪筋**　口唇内部に同心円状に配列している. 言葉を作り, 食物や唾液が口から出ないようにしている. 口唇を閉じたりすぼめたりすることで検査や触診ができる. 麻痺すると, 唾液が垂れたり食物が口からこぼれたりする.

●**口角結節(モダイオラス)**　口角のところでいくつかの表情筋が結合する場所であり, 硬い結節として触れる(**図2.12**). 笑ったときにえくぼを作る. 口角結節に結合する筋は動かすと個々に触れることができる. 広頸筋, 頬筋, **表2.4**の筋を含む.

●**広頸筋**　皮下の広く薄い筋である. 口角結節, 下部顔面筋, 下顎骨下縁から外下方に向けて頸部に広がる(**図2.13**). 上胸部や肩の皮下組織と一体化する.

●**頬筋**　頬の扁平な筋で, 上顎・下顎の歯槽突起と口角結節ならびに翼突下顎縫線に付着する(**図2.14**). 頬筋は, 笛を吹くときに頬が膨らみすぎるのを防ぎ, 口腔前庭の食物を除去するのを助ける.

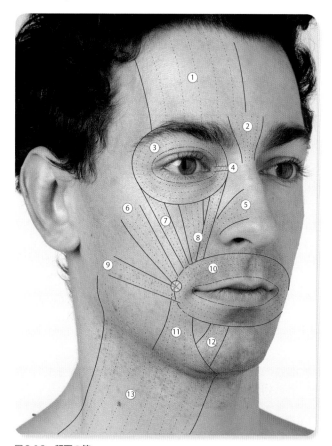

図2.12　顔面の筋
①前頭筋，②鼻根筋，③眼輪筋，④内側眼瞼靱帯，⑤鼻筋，⑥大頬骨筋，
⑦小頬骨筋，⑧上唇挙筋，⑨笑筋，⑩口輪筋，⑪口角下制筋，⑫下唇下制筋，
⑬広頸筋，⊗口角結節

●**後頭前頭筋**　頭皮の一層を構成する腱膜で繋がった2つの筋腹
から形成される．前頭筋は額を覆い，額にしわを作ったり，眉毛
を挙上したり，頭皮を伸ばしたりする．後頭筋は上項線より上方
の後頭骨下部を覆い，頭皮を牽引する．

表2.4　口角結節に付着する表情筋

筋	位置と付着
大頬骨筋，小頬骨筋	頬骨の前外側面から口角結節，上口唇に走る
笑筋	口角結節から下顎角に向かって後方に走る
口角下制筋	口角結節から下顎骨に向かって下方に走る
上唇挙筋	鼻と眼窩下内側縁から口角結節に向かって走る

図2.13　頸部前外側面：広頸筋
（右側）

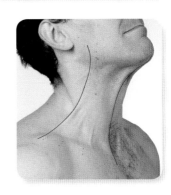

> **Clinical Insight**
>
> 外傷による出血は頭皮の腱膜下を伝い，眼窩周囲の組織に至り，眼瞼皮下出血（パンダの眼徴候）を引き起こす.

●咬筋　頬骨と頬骨弓前方に起始し，後下方に走行し，下顎枝ならびに下顎角の外下面に停止する. 噛みしめたときに最もよく見え，触れることができる.

●側頭筋　側頭窩に起始し，下顎骨筋突起に停止する. 噛みしめたときに外側頭蓋に手を置くと触知できる.

2.4　鼻，鼻腔，副鼻腔

鼻，鼻腔

　左右の鼻孔は鼻前庭，鼻腔に向かって開いている. 鼻孔から鼻腔内を見ると，以下の構造物が同定できる（**図2.15**）.

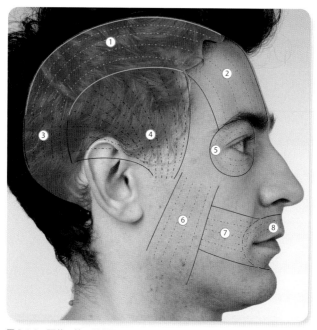

図2.14 頭蓋の筋の外側面
①後頭前頭筋の帽状腱膜，②前頭筋，③後頭筋，④側頭筋，⑤眼輪筋，⑥
咬筋，⑦頬筋，⑧口輪筋

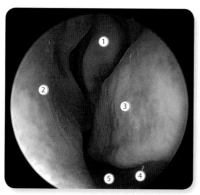

**図2.15 左鼻腔の鼻中隔
と鼻甲介（鼻鏡所見）**
①中鼻甲介，②鼻中隔，
③下鼻甲介，④下鼻道の
入り口（下鼻甲介に覆われ
ている），⑤鼻腔底

図2.16 顔面，副鼻腔の X線写真
①前頭洞，②眼窩，③篩骨洞（蜂巣），④鼻中隔，⑤頬骨，⑥上顎洞

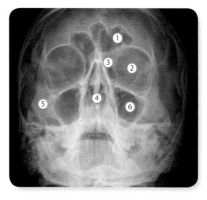

- 鼻中隔は鼻腔を左右に分割する．鼻中隔軟骨は軟らかく，前方へ突出している．鼻中隔軟骨は鼻腔内で後方の鼻中隔骨部に結合する．
- 鼻甲介は鼻腔外側壁の付着部から下内側に向かって弯曲している．鼻孔から，下鼻甲介は最も大きく近くに見え，中鼻甲介は小さく遠くに見え，上鼻甲介は見るのが難しい．
- 上・中・下鼻道はそれぞれ同名の鼻甲介の下に開いている．

Clinical Insight

鼻中隔の前下方では5つの動脈が集まっており（Kiesselbach叢，またはLittle部位），しばしば重篤な前方の鼻出血が起こる．後方の鼻出血は後中隔（Woodruff）叢から起きる．

副鼻腔

前頭洞，上顎洞，篩骨洞はそれぞれ同名の骨の中にある，空気で満たされた空間であり，多くは鼻腔内の中鼻道に繋がる（**図2.15～図2.17**）．前頭洞，上顎洞はそれぞれ眼窩上内側縁，硬口蓋や頬から透光して観察することができる．上気道の感染が副鼻腔に波及すると，三叉神経（第V脳神経）を通じて局所痛や放散痛が生じる（**表2.5**）．

Clinical Insight

篩骨洞炎は直接もしくは血栓性静脈炎を介して，眼窩に容易に波及し，眼窩蜂窩織炎，粘液嚢胞，膿瘤，神経炎，眼症状を引き起こす．

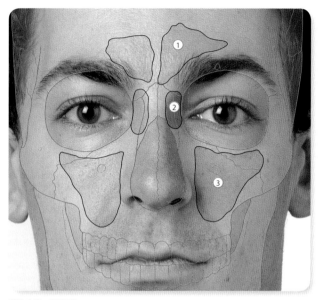

図2.17　副鼻腔
①前頭洞，②篩骨洞（蜂巣），③上顎洞

表2.5　副鼻腔の部位と神経支配

副鼻腔	体表上の位置	神経支配：放散痛
前頭洞	眉間，眉弓の深層の前頭骨内	眼神経（第Ⅴ₁脳神経）：前頭部痛，眼窩／眼窩周囲痛
篩骨洞	鼻腔と眼窩内側壁の間で，鼻骨の深層	
上顎洞	上顎骨体の内部で，下方は歯槽突起，上方は眼窩底，外側は頬骨まで	上顎神経（第Ⅴ₂脳神経）：上顎歯痛，顔面前部痛，頬部痛

2.5　顔面の神経

　顔面の神経の位置と走行の知識は麻酔，耳下腺や顔面の手術，神経損傷の原因の局在を知る上で重要である．

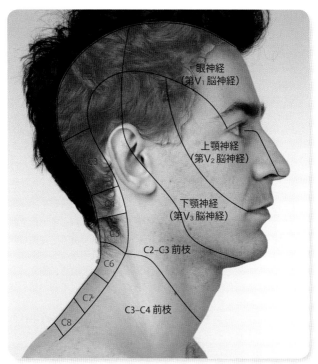

図2.18　頭部，顔面の皮膚の神経支配
後枝は赤字で記載．

頸神経

　頸神経は後枝と前枝を持つ（**図2.18**）．後枝は後頭部，同領域の脳硬膜，後頸部の感覚を支配している．第2～4頸神経の前枝は頭皮の後外方，耳介，頸部の前方と外側を支配している．第2頸神経や第3頸神経の後枝の圧迫は後頭部痛を生じる．第1頸神経は皮膚を支配していないことも覚えておく必要がある．

三叉神経（第Ⅴ脳神経）

　三叉神経は3本の主枝を持ち，顔面の皮膚と深部組織の感覚を支配している（**図2.18**）．

表2.6　三叉神経(第Ⅴ脳神経)に支配されている構造物

主枝	支配している領域と構造物
眼神経 (第V₁脳神経)	鼻腔上前方，前頭洞，篩骨洞，蝶形骨洞の粘膜；前頭骨，篩骨；結膜；角膜；脳硬膜
上顎神経 (第V₂脳神経)	上顎洞，鼻腔後下方，上口腔前庭，硬口蓋，軟口蓋，上咽頭の粘膜；上顎骨，上顎の歯，上顎の歯肉；脳硬膜
下顎神経 (第V₃脳神経)	下顎骨，下顎の歯，下顎の歯肉；下口腔前庭，舌前方2/3，口腔底，中咽頭の粘膜；顎関節；脳硬膜；外耳道

- 眼神経(第V₁脳神経)
- 上顎神経(第V₂脳神経)
- 下顎神経(第V₃脳神経)

　一般的には，ある部分の皮膚を支配している枝が，その深部組織も支配している．その例は**表2.6**に示す通りである．痛みは三叉神経の同じ主枝が支配している構造物に放散することがある．そのため，神経支配の知識は検査する際の助けとなる．例えば，上顎洞の感染が上顎の歯の痛みを引き起こしたり，下顎の歯の感染が顎関節の痛みを引き起こしたりすることがある．

◉**眼窩上神経，眼窩下神経，オトガイ神経**　三叉神経の主枝の終枝はそれぞれの孔を経由して顔面に出てくる．それぞれの孔は正中線から約2.5 cm外側の垂直線上に存在する(**図2.19**，**図2.20**)．神経痛や顔面痛，帯状疱疹の痛み，小手術(例：裂傷の縫合後)の痛みに対して，それぞれの神経の出口(孔)で神経ブロック(麻酔)ができる．

- **眼窩上神経(第V₁脳神経)**は眼窩上孔から出て，頭皮上を頭頂部に向けて後上方に走行する．眼窩上孔は顔面正中線から平均2.7 cm(1.8～4.3 cmの幅あり)離れた場所で，眼窩上内側縁に切痕として触れる．眼窩上孔の上から直接圧迫することで痛み刺激が誘発され，グラスゴー・コーマ・スケールの計算や脳幹機能のテストに用いられる．

- **眼窩下神経(第V₂脳神経)**は顔面正中線から平均2.5 cm(1.8～3.3 cmの幅あり)外側で眼窩下縁の平均7 mm(3～12 mmの幅あり)下方にある眼窩下孔から出てくる．眼窩下孔は一般的に上顎の5番の歯(第2小臼歯)の線上にある．眼窩下神経の枝は下眼瞼，鼻側面，上口唇に向かって走行する．

- **オトガイ神経(第V₃脳神経)**は下顎の4・5番の歯(第1・2小臼

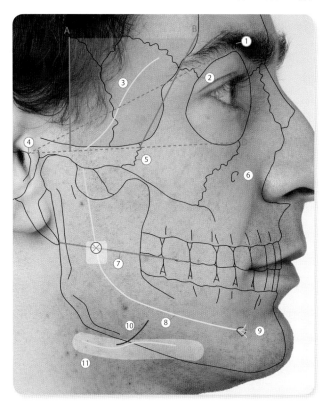

図2.19 顔面の孔，下顎の下歯槽神経，顔面神経（第Ⅶ脳神経）の側頭枝と下顎縁枝のある領域

①眼窩上孔，②前頭頬骨縫合，③第Ⅶ脳神経の側頭枝のある領域（A〜Dの点線で囲まれる青い範囲），④ポリオン（外耳孔の上縁にある最上点），⑤側頭頬骨縫合，⑥眼窩下孔，⑦下顎の大臼歯の咬合面（下顎孔の指標），⑧下顎管内の下歯槽神経，⑨オトガイ孔から出てくるオトガイ神経，⑩顔面動脈，⑪第Ⅶ脳神経の下顎縁枝のある領域（白い範囲），A：ポリオン線（**表2.7**）＊，B：頬骨縫合線（側頭頬骨縫合と前頭頬骨縫合の間を通る），C：眼窩上外耳道線，D：眼窩下外耳道線，⊗下顎孔の表面での位置（実際は下顎枝の内面）と下顎孔の位置の範囲（白い範囲：ほとんどが咬合平面上にあり，そのすぐ下にあることもある）

＊**訳注** この図のA：ポリオン線は，**表2.7**にある定義とは異なり，少し前方に傾いている．

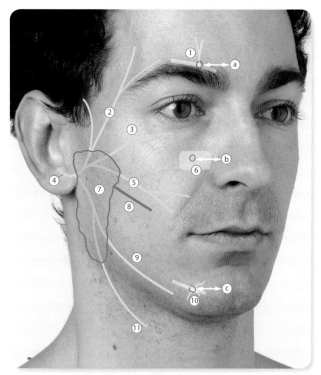

図2.20 顔面神経，三叉神経，耳下腺
①眼窩上孔（白い範囲）から出てくる眼窩上神経（第 V₁ 脳神経），②顔面神経側頭枝，③顔面神経頬骨枝，④顔面神経，⑤顔面神経頬筋枝，⑥上顎の5番の歯（第2小臼歯）のラインにあり眼窩下孔（白い範囲）から出てくる眼窩下神経（第 V₂ 脳神経），⑦耳下腺（線縁内），⑧耳下腺管，⑨顔面神経下顎縁枝，⑩下顎の4・5番の歯（第1・2小臼歯）の先端の垂直線上にあるオトガイ孔（白い範囲）から出てくるオトガイ神経（第 V₃ 脳神経），⑪顔面神経頸枝．白矢印は顔面の孔部と正中線の平均的な距離を示す；ⓐ約2.7 cm，ⓑ約2.5 cm，ⓒ約2.5 cm

歯：下顎の3〜6番の歯の範囲で幅あり）の尖端の下方，顔面正中線からおよそ2.5 cm外側にあるオトガイ孔から出てくる．下口唇と顎先に向かって走行する．

●**下歯槽神経**　下歯槽神経（第 V₃ 脳神経の枝）は下顎枝内面にある下顎孔から下顎管に入る．下顎孔は咬合平面上かそのすぐ下の

表2.7　顔面神経の5つの枝の経過と体表の指標

枝	耳下腺からの出口	経過と体表の指標
側頭枝	上縁	ポリオン線*と頬骨縫合線*に挟まれた領域を走る ・ポリオン線：眼窩上縁外耳道線と眼窩下縁外耳道線において，それぞれポリオンから12mmの点を取り，結んだ線 ・頬骨縫合線：側頭頬骨縫合と前頭頬骨縫合を結んだ線（図2.19）
頬骨枝	上縁または前上部	耳下腺管の上方を前方に走り，下眼瞼ならびに鼻の外側部に向かう
頬筋枝	前縁（上～中部）	耳下腺管に沿うか，その上下を走る
下顎縁枝	前下方または下縁	下顎の下縁に沿うか，またはその近傍を，オトガイに向かって走る．顔面動脈の後方を走るときには，下顎の下縁の下方～2cm（しばしば4cm）に位置する．咬筋または顔面動脈の前方を走るときには，しばしば下顎の下縁の上方にある（図2.19）
頸枝	下縁	下顎角の下方～1cmに現れる．前下方の頸部に走る

高さで，8番の歯（第3大臼歯）の後方約1.9cmに開いていることが多い．あるいは，下顎下縁と下顎切痕のおよそ中央に位置するともいえる（図2.19）．口腔内から下歯槽神経を麻酔する際には，下顎大臼歯の咬合面の高さかその直上くらいで行う．

顔面神経（第Ⅶ脳神経）

　顔面神経は乳様突起深部の茎乳突孔から出て，乳様突起，下顎角，顎関節を結んでできる三角形の中央を通って前下方に走行し，耳下腺内に入る．耳下腺内で表情筋を支配する5本の枝に分かれる（図2.20，表2.7）．顔面神経は乳様突起先端から約1cm前方，第1頸椎横突起から約1.5cm前方の領域を走行する（図2.21）．顔

---

*訳注　ポリオン線，頬骨縫合線の詳細は，Davies JC, et al：Clin Anat 25：858-865, 2012を参照のこと．

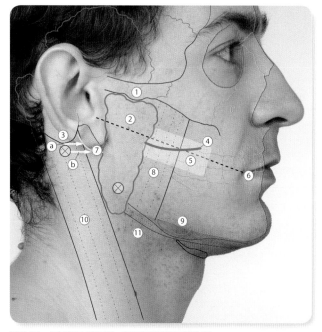

図2.21 耳下腺と顎下腺，顔面神経（第Ⅶ脳神経）
①頬骨弓，②耳下腺（緑線），③乳様突起，④耳下腺管，⑤耳下腺管の位置
の範囲：耳珠と口角を結んだ線の中央部の上下1.5 cm以内（白い範囲），
⑥耳珠の下縁と口角を結んだ線，⑦顔面神経はⓐ乳様突起先端から約
1.0 cm前方，ⓑ第1頸椎横突起から約1.5 cm前方を走行（白矢印），⑧咬
筋，⑨顎下腺，⑩胸鎖乳突筋，⑪顎二腹筋（後腹），⊗第1頸椎横突起の位置，
⊗下顎角の位置

面神経の側頭枝と下顎縁枝は浅いところを走行するため，臨床の
場で損傷することが多い．そのため，それらの表面の指標を知っ
ておくことが重要である（**図2.19**）．下顎縁枝の領域を切開する
場合は下顎骨の下縁から
十分に下方（最低4.0 cm下
方）で行えば損傷を防げる．
この神経が損傷されると安
静時に同側の口角が下がっ
てしまう．

Clinical Insight

新生児の乳様突起は発達してお
らず，鉗子分娩によって顔面神経を
（頭蓋から出てくるところで）圧迫し
てしまう危険性がある．

2.6　顔面の内臓

耳下腺

　耳下腺（漿液性の唾液腺）は顔の側面に位置する（**図2.21**）．境界は下記のように表すことができる.
- 上縁は頬骨弓の下方にある．頬骨弓の高さか，その1〜2cm下の高さで，顎関節からの咬筋後縁まで前方に走る.
- 前縁は，咬筋後縁に沿って咬筋に覆い被さるように走行し，胸鎖乳突筋の前縁まで下顎角を越えて走行する.
- 後縁は，胸鎖乳突筋から乳様突起に向かって上行し，顎関節に向かって上行しながら下顎枝の後面と内側面を挟み込む．そのため，大きな耳下腺腫瘍は中咽頭や口腔内へ突出する.

Clinical Insight
　耳下腺の唾石は，耳下腺内もしくは耳下腺管の走行に沿って硬いしこりとして触れる.

耳下腺管

　耳下腺管は耳下腺の唾液を口腔前庭へと排出する．耳下腺管は耳下腺前縁から出て，耳珠下端と口の外側の角（口角）を結ぶ線の中央1/2に沿って（1.5cm上下にずれることあり）走行する（**図2.21**）．口腔前庭の上顎の7番の歯（第2大臼歯）の対側に開口する（**図2.22**）．開口部は耳下腺炎が疑われる場合に膿性排出があるかどうかをみたり，X線検査をするときにカテーテルを挿入したりする（唾液腺造影）.

顎下腺

　顎下腺は顎下三角の後方に位置し，下顎角の近傍で下顎体の内側面上に硬い結節として触れる（**図2.21**）．腫脹した顎下リンパ節と混同しやすいので注意する（**図2.38**）.

眼領域

●眼瞼　眼瞼は外を皮膚，内を結膜で覆われた結合組織（瞼板）で構成される（**図2.23**）．内側と外側の眼瞼靱帯は瞼板を眼角に結合している．強く閉眼すると，内側眼瞼靱帯は，内側にある骨の

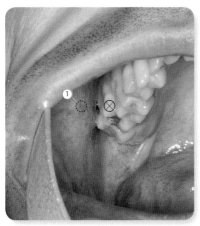

図2.22　耳下腺管
①口腔前庭への耳下腺管開口部, ⊗上顎7番の歯（第2大臼歯）

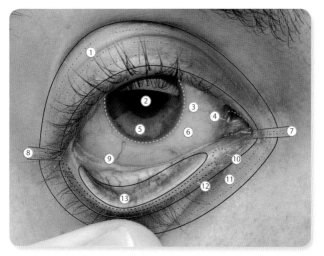

図2.23　眼球と眼瞼
①上眼瞼内の上瞼板, ②角膜（瞳孔と虹彩を覆う）, ③角膜の境界, ④涙丘を覆う涙湖の範囲, ⑤虹彩, ⑥強膜, ⑦内側眼瞼靱帯, ⑧外側眼瞼靱帯, ⑨下結膜円蓋, ⑩涙乳頭にある涙点, ⑪下瞼板, ⑫睫毛腺開口部で麦粒腫のできる領域（黒点線）, ⑬瞼板腺の位置で霰粒腫のできる位置（赤線）

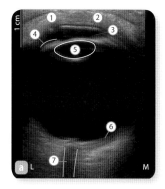

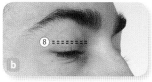

図2.24　眼球超音波検査
①眼瞼（瞼板，眼輪筋，脂肪），②瞳孔を覆う角膜，③前眼房，④虹彩，⑤水晶体，⑥網膜，⑦視神経，⑧閉眼した状態での上眼瞼上の超音波プローブの位置，後方に向けている（黒破線）．L：外側，M：内側

結節に繋がる水平の硬い帯として触れることができる．内側眼瞼靱帯は，その深部にある涙嚢の指標となる（**図2.25**）．

◉**涙腺，瞼板腺，睫毛腺**　以下のような腺が眼領域に分泌する（**図2.23，図2.25**）．

- 涙腺（涙液腺）は眼窩部と眼瞼部があり，眼瞼下の眼窩上外側に位置する．
- 瞼板腺（脂腺）は上下眼瞼の内面に位置し，黄色い長方形が平行に並んでいるように見える．感染が起こると眼瞼の後方に無痛性のしこりができ，眼球に擦れる（霰粒腫）．
- 睫毛腺（皮脂腺）は睫毛の基部に位置する．感染すると赤く腫脹し，これを麦粒腫といい痛みを伴うことがある．

◉**結膜嚢と結膜円蓋**　結膜嚢は眼瞼結膜と眼球結膜の間に位置する（**図2.23**）．結膜円蓋は，結膜が眼球から眼瞼に翻転する部分を表す．結膜円蓋は眼瞼の端から約1 cm以内にあり，異物やコンタクトレンズはここに引っかかる．結膜円蓋は眼瞼を牽引すると見える．

◉**角膜と強膜**　角膜は眼球前部の澄んだ凸面状の血管のないカバーである（**図2.23**）．虹彩，瞳孔，眼底は角膜越しに検査できる．強膜は眼球の白色の部分で，結膜で覆われている．結膜の血管は炎症が起こると浮き出て拡張する（結膜炎のとき）．

◉**眼**　水晶体は光彩のすぐ後方に位置し，網膜は眼球の後方に位置する．角膜と水晶体は澄んでいるので，検眼鏡でそれら越しに光彩と網膜を観察することができる．救急診療では超音波検査によって水晶体の断裂，網膜剥離，球後血腫が診断されることがある（**図2.23，図2.24**）．

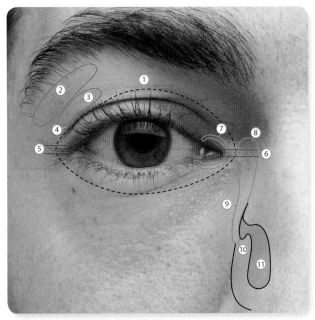

図2.25 涙腺と涙管系
①結膜円蓋の隆起の位置（紫線），②涙腺眼窩部，③涙腺眼瞼部，④涙腺導管，⑤外側眼瞼靱帯，⑥涙嚢を覆う内側眼瞼靱帯，⑦涙小管，⑧涙嚢，⑨鼻涙管，⑩鼻腔内の下鼻道の鼻涙管開口部，⑪鼻腔の下鼻甲介

◉涙管系　涙液は涙湖から涙管系を伝って鼻腔に排出される（**図2.25**）．涙管系は感染，外傷，鼻腔の腫瘍やポリープにより閉塞され，流涙が引き起こされる．

- 涙点は両眼瞼内側部の盛り上がった涙乳頭に位置する小孔である．涙点は涙小管に繋がり，涙小管は内側に走行し，涙嚢に至る．
- 涙嚢は内側眼瞼靱帯の深部にあり，閉塞のある症例に対しては下方に向かってマッサージする．
- 鼻涙管は，内側眼瞼靱帯から小臼歯に向かう線に沿って，涙嚢から下鼻道の外鼻孔より2〜3cm後方の部分に繋がる．小児の鼻涙管嚢胞（涙嚢ヘルニア）は，鼻涙管を覆っている皮膚が青く膨隆して見える．

2.7 口腔，口腔前庭

　口は硬口蓋，歯槽突起，歯，口蓋弓で境界される．口腔は舌を収める主要な領域で，口腔前庭は頬，口唇，歯，歯槽突起の間に位置する狭い領域である．

歯

　上顎と下顎の歯は上顎骨，下顎骨の歯槽突起に位置する（**図2.26**）．成人は最大32本，上下左右に8本ずつあり，それぞれ前方から後方に向けて1～8番と番号づけされている．成人の配列は，前方から後方に向かって切歯2本，犬歯1本，小臼歯2本，大臼歯3本である（いずれも前方から後方に向かて番号がつけられる．例えば第1小臼歯，第2小臼歯）．8番の歯（第3大臼歯または智歯）は通常成人の早いうちに生えるが，ないこともある．

口蓋

●硬口蓋　硬口蓋は左右の上顎骨の口蓋突起が前方を構成し，口蓋骨（水平部）が後方を構成する（**図2.26**）．第1頸椎の高さの指標になる．口蓋はすべて硬くうねりのある粘膜で覆われている．左右の上顎骨の口蓋突起は，正中の縫線で関節している．上顎突起の癒合がうまくいかないと口蓋裂がみられる．これにはしばしば上唇の唇裂が伴う．

●口蓋孔と神経，血管　口蓋孔は口蓋を支配し，歯槽突起と歯に関連する感覚神経を通す（**図2.26**）．口腔・歯科処置の際は口蓋に出てくるところで麻酔することが可能となる．

- 大・小口蓋孔は，上顎の8番の歯（第3大臼歯：7番から8番後方まで幅あり）の内側の正中から約1.6cmのところで口蓋骨内に位置する．大口蓋孔は小口蓋孔の前方にある．大・小口蓋神経，動静脈を通す．
- 切歯窩と切歯管は，正中で前方（口唇側）の歯槽堤から約8mm後方，中央の切歯と切歯乳頭（正中の粘膜の隆起した部分）のす

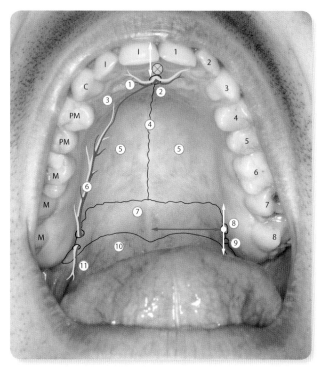

図2.26 歯と硬・軟口蓋

①鼻口蓋神経と蝶口蓋動脈，②切歯窩（管）；歯槽堤口唇面から0.8 cm（白矢印），③上顎骨歯槽突起，④上顎間縫合を覆う口蓋縫線，⑤上顎骨口蓋突起（硬口蓋），⑥大口蓋動脈と大口蓋神経，⑦口蓋骨水平板（硬口蓋），⑧大口蓋孔；正中から1.6 cm（青矢印）で上顎の8番の歯（第3大臼歯；7番～8番後方まで幅あり）のレベル，⑨小口蓋孔，⑩軟口蓋，⑪小口蓋動脈と小口蓋神経，⊗切歯乳頭　歯は前方から後方へ1～8と番号を付される．また，I：切歯，C：犬歯，PM：小臼歯，M：大臼歯と呼ばれる．

　ぐ後方に位置する．切歯窩は鼻口蓋神経，蝶口蓋動脈（大口蓋動脈と合流する）を通す切歯管の端の指標である．

●軟口蓋　線維筋性の軟口蓋は硬口蓋の後方に付着しており，後下方に向かって中咽頭に垂れ下がっている（**図2.27**）．口蓋垂は正中で下方に突出している．軟口蓋の運動は脳神経検査の際に評価される．軟口蓋は，迷走神経（第X脳神経）の障害されている側

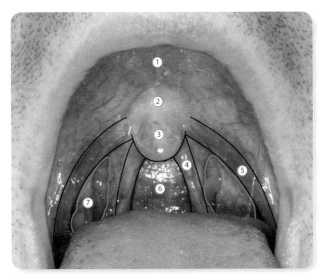

図2.27 口蓋弓，中咽頭，口蓋垂，口蓋扁桃
①口蓋縫線（硬口蓋），②軟口蓋，③口蓋垂，④口蓋咽頭弓，⑤口蓋舌弓，⑥中咽頭後壁，⑦扁桃窩内の口蓋扁桃の位置（緑線）

から離れるように偏位する．

口蓋舌弓と口蓋咽頭弓

　口蓋舌弓と口蓋咽頭弓は口腔と中咽頭の境界に位置し，これらのひだは粘膜下にある筋によって作られる（**図2.27**）*．口蓋舌弓は口蓋咽頭弓の前外方に位置する．2つの弓の間のへこみは扁桃窩と呼ばれ，リンパ組織である口蓋扁桃を収める．口蓋扁桃の表面は粘膜の陰窩（へこみ）で覆われているのが観察できる．口蓋扁桃は感染したり，口臭の原因となる膿栓を作ったりする．

口腔底

●**舌下ひだ**　舌下面の粘膜はひだ状になっており，正中で舌小帯を形成する（**図2.28**）．さらに2つの粘膜ひだである左右の舌下

***訳注**　臨床では口蓋舌弓，口蓋咽頭弓はそれぞれ前口蓋弓，後口蓋弓と呼ばれることが多い．

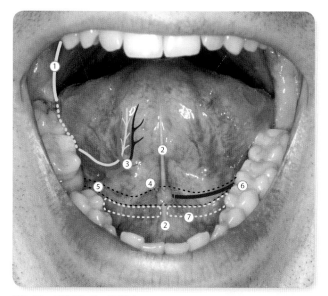

図2.28　口腔底と舌の腹側面
①舌神経，②舌小帯，③舌深動静脈，④顎下腺管が開口する舌下小丘（オレンジ色の線），⑤舌下ひだ（黒点線），⑥舌下腺管，⑦舌下腺（桃色点線）

ひだがあり，舌小帯から後外側に走行する．それぞれのひだは，
- 顎下腺管の走行ラインの指標となる．
- 舌下腺を含み，舌下腺管は舌下ひだに開口する．
- 後外側では，下顎の8番の歯（第3大臼歯）の歯根付近を通る舌神経の指標となる．

　顎下腺管は隆起した舌下小丘に開口する．舌下小丘は，舌下ひだが舌小帯に合流する部位である．顎下腺管はよく結石（唾石）ができるところで，結石は有痛性もしくは無痛性に管の中に触れることがある．舌下腺の感染は局所的な痛み，腫脹を起こしうる．

●**舌神経**　感覚神経である舌神経［下顎神経（第Ⅴ₃脳神経の枝）］は，下顎の8番の歯（第3大臼歯）の歯根近傍の口腔底を走行するのが触知でき，抜歯の際に損傷を受けやすい．舌下ひだの後外側端は舌神経の位置の指標として有用である．その後，舌神経は舌尖に向かって舌深動静脈に沿って走行する．舌深動静脈は舌の腹側で観察できる．

2.8 頸三角

　記載上の便宜のため，頸部はいくつかの三角に分けられる．その境界は，筋や骨によって構成される．主要な2つは前頸三角と後頸三角である．

前頸三角と亜区域

　前頸三角(前頸領域)は以下のように境界される(**図2.29**)．
- 後方：胸鎖乳突筋(前縁)
- 上方：下顎骨下縁
- 前方：正中線

　前頸三角はさらに4つの三角(亜区域)に分割される(**表2.8**)．

◉前頸三角の筋
- 胸鎖乳突筋は乳様突起と上項線から胸骨柄(胸骨頭)と鎖骨の内側1/3(鎖骨頭)に走行する大きな筋である．頭部を水平方向に回転し，それに対抗するように力を加えると最もよく見え，触れることができる．
- 顎二腹筋は腱で結合した2つの筋腹を持つ．顎先正中下縁，舌骨体の外側部分，乳様突起の3点で位置づけることができる．前腹は前2点，後腹は後2点の間を走行する．
- 顎舌骨筋は口腔底を形成し，オトガイ下三角と顎下三角の中にある．下顎骨内側面から正中縫合，舌骨へと走行する．
- 肩甲舌骨筋は腱で結合した2つの筋腹を持つ．上腹は，舌骨体外側部と胸鎖乳突筋の胸骨付着部より約1/3上の点を結んだ線に沿って走行する．下腹は後頸三角を横切る．

後頸三角と亜区域

　後頸三角(外側頸領域)は以下のように境界される(**図2.30**)．
- 内側：胸鎖乳突筋(後縁)
- 後方：僧帽筋(前縁)
- 下方：鎖骨

　後頸三角は肩甲舌骨筋下腹によって2つの部分に分けられる(**表2.9**)．

◉後頸三角の筋
- 肩甲舌骨筋下腹は，輪状軟骨から僧帽筋の鎖骨付着部の内側端に向かう線に沿って走行し，後頸三角の下部を横断する．

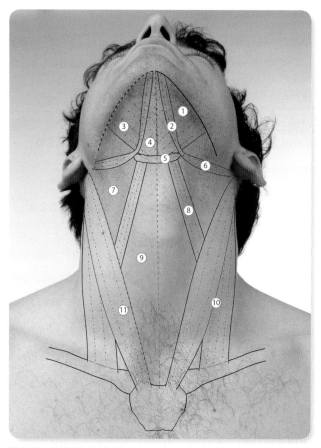

図2.29　前頸三角と亜区域
①顎舌骨筋，②顎二腹筋前腹，③顎下三角(緑部)，④オトガイ下三角(オレンジ部)，⑤舌骨体，⑥顎二腹筋後腹，⑦頸動脈三角(赤部)，⑧肩甲舌骨筋上腹，⑨筋三角(青部)，⑩胸鎖乳突筋(胸骨頭と鎖骨頭)，⑪右前頸三角の境界(青の点線)

- 斜角筋(前，中，後：**図2.31**)は後頸三角の床に位置し，胸鎖乳突筋の後縁から外下方に向かう硬いしこりとして触れることができる．前斜角筋と中斜角筋の間のほぼ垂直な溝は，腕神経叢の位置と斜角筋間腕神経叢ブロックの有用な指標となる．

表2.8 前頸三角の亜区域

三角	境界
顎下三角	顎二腹筋の前腹と後腹, 下顎骨下縁
オトガイ下三角	顎二腹筋前腹(左右), 舌骨体
頸動脈三角	顎二腹筋後腹, 胸鎖骨乳突筋, 肩甲舌骨筋上腹
筋三角	肩甲舌骨筋上腹, 胸鎖乳突筋, 正中線

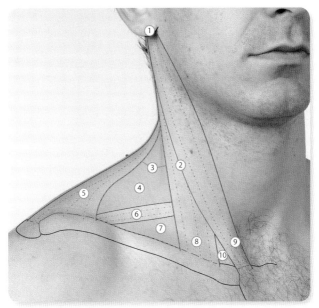

図2.30 後頸三角と亜区域

①乳様突起, ②胸鎖乳突筋, ③右後頸三角の境界(青の点線), ④後頭三角(青部), ⑤僧帽筋, ⑥肩甲舌骨筋下腹, ⑦肩甲鎖骨三角/鎖骨上三角(緑部), ⑧胸鎖乳突筋鎖骨頭, ⑨胸鎖乳突筋胸骨頭, ⑩小鎖骨上窩(内頸静脈のト)

表2.9 後頸三角の亜区域

三角	境界
後頭三角	僧帽筋, 胸鎖乳突筋, 肩甲舌骨筋下腹
鎖骨上三角(肩甲鎖骨三角)	肩甲舌骨筋下腹, 鎖骨, 胸鎖乳突筋

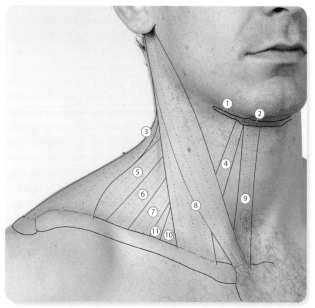

図2.31　後頸三角の筋
①舌骨大角，②舌骨体，③頭板状筋，④肩甲舌骨筋上腹（下腹は描かれていない），⑤肩甲挙筋，⑥後斜角筋，⑦中斜角筋，⑧胸鎖乳突筋，⑨胸骨舌骨筋，⑩前斜角筋，⑪斜角筋間溝（鎖骨下動脈と腕神経叢の出てくる位置）

　斜角筋間溝は，おおよそ輪状軟骨の高さで胸鎖乳突筋の後縁上に触れることができる．

大鎖骨上窩と小鎖骨上窩

　大鎖骨上窩は，鎖骨の上方の鎖骨上三角のへこんだ領域である．鎖骨下動静脈と腕神経叢がこの領域内を走行し，触れることができる．小鎖骨上窩は，胸鎖乳突筋の胸骨頭と鎖骨頭との間に位置する小さい三角形のへこんだ領域である．この領域の上尖部は，内頸静脈へカテーテルを穿刺する際の指標となる．

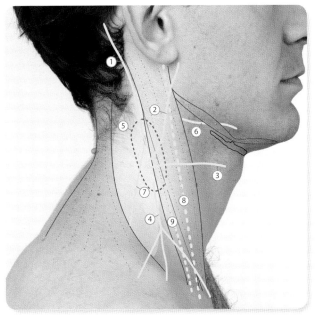

図2.32　神経と頸部の神経点（側面像）
①小後頭神経，②大耳介神経，③頸横神経，④鎖骨上神経，⑤頸部の神経点（紫の点線），⑥頸動脈三角内の舌下神経，⑦副神経（平均的な位置）とその位置のバリエーション（白い範囲），⑧頸動脈鞘内の迷走神経の走行，⑨胸鎖乳突筋と前斜角筋の間を通る横隔神経の走行

2.9　頸部の神経，血管

神　経

　頸部の浅部と深部のどちらにおいても，多くの神経が走行する（図2.32，図2.33）．頸部郭清，リンパ節生検，リンパ節摘出の際には，神経を同定し，温存しなければならない．頸神経叢，腕神経叢は，それぞれ頸部・上肢の処置の際に頸部で麻酔することが可能である．

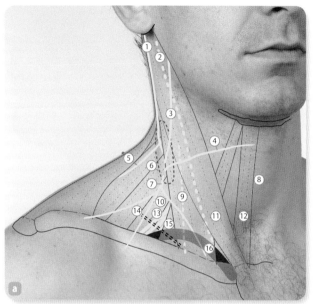

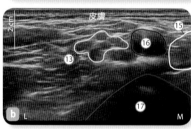

図2.33　神経と頸部の神経点（前面像）

①小後頭神経，②頸動脈鞘内の迷走神経の走行，③大耳介神経，④頸横神経，⑤副神経，⑥頸部の神経点（紫点線），⑦鎖骨上神経，⑧輪状軟骨，⑨胸鎖乳突筋（鎖骨頭）と前斜角筋の間を通る横隔神経の走行，⑩中斜角筋，⑪胸鎖乳突筋（胸骨頭），⑫胸骨舌骨筋，⑬腕神経叢，⑭bに示す超音波画像のプローブの位置（黒点線），⑮前斜角筋，⑯鎖骨下動脈，⑰肺（超音波所見のみ），L：外側，M：内側

●**頸神経叢の皮枝**　これらの神経は，一般的に胸鎖乳突筋の中央1/3の後縁（頸部の神経点）から出ており，そこで麻酔可能である．これらの神経は頭皮や頸部，上胸部の皮膚を支配する．各枝とその走行は**表2.10**に示す通りである．

表2.10 頸神経叢の皮枝の体表上の指標と走行

神経	走行と体表上の指標
小後頭神経	後上方，胸鎖乳突筋後縁に沿って，後頭部へ
大耳介神経	上方，胸鎖乳突筋を越えて，外頸静脈の約1cm後方を下顎角へ
頸横神経	水平，胸鎖乳突筋を越えて，喉頭隆起へ．いくつかの枝は下顎骨に向かう
鎖骨上神経	下外側方，いくつかの枝に分かれる．僧帽筋を越えていく枝や，鎖骨を越えて前胸部に向かう枝などがある

●**副神経**　古典的には*胸鎖乳突筋後縁の上1/3の点から僧帽筋の下1/3の点に向かって後頸三角の床を走行すると言われている．しかし実際はかなりのバリエーションがある．乳様突起の3〜10cm（平均約6.5cm）下方から後頸三角に入り，僧帽筋鎖骨付着部の1〜10cm（平均約4.5cm）上方で僧帽筋の深層に入る．

●**腕神経叢（上神経幹第5・6頸神経）**　喉頭隆起と鎖骨中点を結ぶ線に沿って，後頸三角の床を下外方に走行する．鎖骨下動脈の後上方にあり，これは鎖骨中点のすぐ内側に触れることができる．後頸三角の前斜角筋と中斜角筋の間を通るところ，もしくは鎖骨中点付近で麻酔可能である．

●**横隔神経**　喉頭隆起の高さで前斜角筋と中斜角筋の間より出て，前斜角筋の前縁を横切りながら下方に走行する．腕神経叢ブロックの際に偶然に麻酔されることがあり，横隔膜の半側麻痺，息切れが生じることがある．

●**迷走神経（第X脳神経）**　頸動脈鞘内で頸動脈の後方もしくは外側を下行する．

●**舌下神経**　顎二腹筋後腹の下方で頸動脈三角を通り，その後，顎下三角の中で顎舌骨筋の上を前上方へ走行する．頸動脈内膜切除術や顎下腺の処置の際に損傷する危険性がある．

動　脈

　頭頸部には多くの動脈が走行している（**図2.34**）．これらの位

---

*訳注　「古典的には（classically）」とは，表6.8の説明にある通り，「解剖実習体による研究データに基づく」ことを意味する．

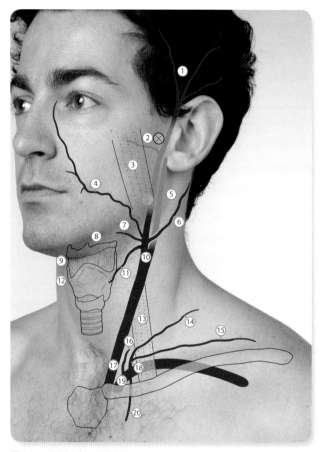

図2.34 頸部と顔面の動脈
①浅側頭動脈，②顎動脈(下顎切痕，または下顎枝上部の深部)，③咬筋，
④顔面動脈，⑤内頸動脈，⑥後頭動脈，⑦舌動脈，⑧舌骨大角，⑨甲状舌
骨膜(第4または第5頸椎の高さ)，⑩総頸動脈の分岐部，⑪上甲状腺動脈，
⑫喉頭隆起(第4または第5頸椎，男性ではときに第6頸椎の高さ)，⑬前
斜角筋，⑭頸横動脈，⑮肩甲上動脈，⑯椎骨動脈，⑰総頸動脈，⑱甲状頸
動脈，⑲鎖骨下動脈，⑳内胸動脈，⊗下顎切痕の位置，⊗下顎角の位置

置を知ることは，脈拍の検査，手術操作（頸動脈の内膜切除術），局所処置（神経ブロック）の際に避けるのに役に立つ.

中硬膜動脈

- 前枝：一般的にプテリオンの深部を走行し，この領域の骨折で損傷することがある（**図2.6**）.
- 後枝：頬骨弓と平行に後方へ走行．乳様突起を通る垂直線と眼窩上縁を通る水平線との交点で同定できる.

前篩骨動脈

眼窩内側縁の前涙嚢稜の約2.4cm後方を走行する．難治性鼻出血の際に同定し結紮されることがある.

鎖骨下動脈

鎖骨下動脈は，胸鎖乳突筋の鎖骨頭の後方を走行している．上肢に向かって外下方に走行する前に，しばしば鎖骨の内側部分の上方の高さまで上行する．拍動は鎖骨上窩で鎖骨中点のすぐ内側に触知でき，腕神経叢がその後方に索状の構造物として触知できる．椎骨動脈，内胸動脈，甲状頸動脈は鎖骨胸骨端の後方で鎖骨下動脈から分岐する.

肩甲上動脈と頸横動脈

両動脈は，鎖骨の胸骨端の2～3cm上方より分岐し，腕神経叢の上を通過し，後頸三角を横断する．腕神経叢ブロックの際に損傷する危険性がある.

- 頸横動脈は僧帽筋の下2/3の点付近に向かって走行する.
- 肩甲上動脈は，肩甲骨上縁と，烏口突起内側縁を通る面との交差点に向かって，鎖骨に沿って後外側に走行する.

総頸動脈と総頸動脈の分岐部

●総頸動脈　この動脈は気管や喉頭の外側で頸部を上行しており，第4～6頸椎の横突起の上で拍動を触れることができる．胸鎖関節から下顎角，または下顎頭に向かう線に沿って走行しており，下方では胸鎖乳突筋の深部を，上方では胸鎖乳突筋と内頸静脈の内側を走行している．後者の位置関係は，頸動脈内膜切除術の際のアプローチの経路の指標となる.

表2.11　外頸動脈の枝の走行と体表指標

動脈	起始の高さ	走行と体表指標
上甲状腺動脈	舌骨の下方	甲状腺の上極に向かって前下方へ走行し，上喉頭神経外枝に伴走する．甲状腺切除術の際に結紮する必要がある
舌動脈	舌骨の高さ	口腔底の中に向かって前方へ走行する
顔面動脈	舌骨直上の高さ	咬筋のすぐ前方を通って顔面へ走行し，そこで拍動を触れることができる．その後，口角の約1cm外側の点へ向かい，さらに内眼角へ向かう
後頭動脈		乳様突起の後方を通って後頭領域へ走行する．イニオンの3〜5cm外側で拍動を触れる
顎動脈	下顎頸の深部	下顎切痕，または下顎枝上部の深部を，側頭下窩を通って前方へ走行する．上顎神経（第V_2脳神経）や下顎神経（第V_3脳神経）の神経ブロック時に損傷する危険性がある
浅側頭動脈		上方へ向かい側頭部を走行する．耳介上部のすぐ前方で拍動を触れる．側頭動脈炎で障害される

●総頸動脈の分岐部　総頸動脈は第3頸椎（第1〜第5の幅あり）の高さ，甲状軟骨板上縁の約1.6cm上方で分岐する（図2.36）．頸動脈洞は分岐部の直上に位置し，心拍数を落とすためや，原因不明の失神の検査の際にマッサージすることがある．

外頸動脈

　外頸動脈は，総頸動脈の分岐部（前述）から上方に向かい，下顎枝後縁の深部を走行する．舌骨の大角付近で多くの枝を出す（表2.11，図2.34）．

静　脈

　頸部の静脈は，心血管系の検査の際に用いたり，カテーテルの挿入に用いたりする（図2.35）．

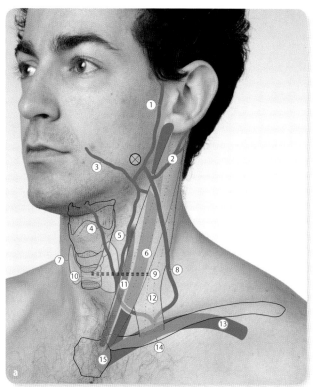

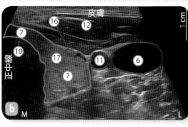

図2.35　頸部と顔面の浅部・深部の静脈

①下顎後静脈, ②後耳介静脈, ③顔面静脈, ④前頸静脈, ⑤交通枝, ⑥内頸静脈, ⑦甲状腺(緑線), ⑧外頸静脈, ⑨bに示す超音波画像のプローブの位置(黒点線；第2気管輪の高さで後方に向けている), ⑩第2気管輪, ⑪総頸動脈, ⑫胸鎖乳突筋, ⑬腋窩静脈, ⑭鎖骨下静脈, ⑮腕頭静脈, ⑯胸骨舌骨筋(超音波所見のみ, **図2.33**も参照), ⑰胸骨甲状筋(超音波所見のみ), ⊗下顎角, L：外側, M：内側

外頸静脈

　この静脈は，下顎角から胸鎖乳突筋が鎖骨に付着する部分のすぐ外側の点に向かう線に沿って走行する．Valsalva手技を行うと観察できる．患者を仰臥位で15〜30°傾けたときの頸静脈（内頸静脈もしくは外頸静脈）の血液柱の高さは右室圧と相関し，高いと病的である．

Clinical Insight

　外頸静脈の裂傷により，静脈空気塞栓が起こることがある．これは吸気時に胸腔内圧が下がり，空気が静脈内に吸い込まれることによる．

内頸静脈

　この動脈は，胸鎖乳突筋の深部を下行する．下顎角またはそれに続く下顎枝のすぐ内側の点と，鎖骨の胸骨端または胸鎖関節とを結ぶ線に沿って走る．頸静脈の拍動は血管内で検査され，2つの波状脈として記録される．この静脈へのカテーテル挿入は小鎖骨上窩の上尖部もしくは拍動する頸動脈のすぐ外側で行われる．

鎖骨下静脈

　胸鎖乳突筋の鎖骨頭の後方で，鎖骨上三角を弓状に走行する．鎖骨の胸骨端，または胸鎖関節の後方で内頸静脈と合流し，腕頭静脈を形成する．鎖骨の内側1/3の下の点から穿刺することができる．その際，針が胸骨の頸切痕を向くようにする．

2.10　頸部の内臓

喉頭と気管

　喉頭と気管は前頸部正中の浅層に位置する（図2.36）．特徴的な構造について知っていれば，輪状甲状膜切開，気管切開，気管挿管で安全に気道確保することができる．主な特徴的な構造は下記の通りである．

- 舌骨体は，第4頸椎（第3頸椎〜第5/6頸椎椎間板の幅あり）の高さの指標であり，オトガイ下三角を後方に向かって指で触っていくと，正中に硬いしこりとして触れることで位置が分か

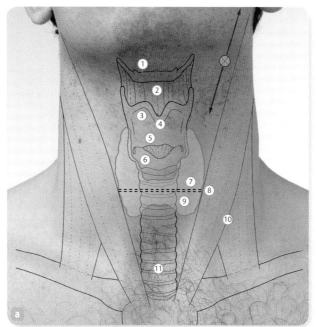

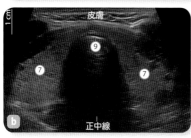

図2.36 喉頭，気管，甲状腺

①舌骨体（第4頸椎の高さ），②甲状舌骨膜，③甲状軟骨板，④喉頭隆起，⑤輪状甲状膜，⑥輪状軟骨，⑦甲状腺，峡部が正中を横断（aの緑線），⑧bの超音波画像のプローブの位置（黒点線；後方に向けている），⑨第2気管輪軟骨，⑩胸鎖乳突筋，⑪気管軟骨，⊗総頸動脈の分岐部の平均的な位置（第3頸椎の高さ；赤矢印は第1〜第5頸椎の高さの位置の範囲）

る．舌骨の大角は，舌骨体から後上方に触れることができる．
- **甲状舌骨膜**は，舌骨と甲状軟骨の間にある．喉頭隆起の上方のへこみとして触れ，一般的に総頸動脈の分岐部や頸動脈洞の高さの指標となる．

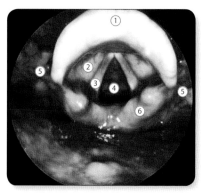

図2.37 喉頭入口部を上方から見たところ
①喉頭蓋（前方），②前庭ひだ，③声帯ひだ，④声門裂とそこから見える気管，⑤梨状窩（梨状陥凹），⑥楔状軟骨と小角軟骨を含む披裂喉頭蓋ひだ

- 一対の甲状軟骨板は前方正中で結合し，盛り上がった喉頭隆起を形成する．喉頭隆起は声帯を収める．甲状軟骨板の上縁は女性では第4頸椎，男性では第5頸椎の高さの指標となる．
- 輪状甲状膜は甲状軟骨と輪状軟骨の間に位置する．軟らかいへこみとして触れ，輪状甲状膜切開の到達点である．
- 輪状軟骨は輪状甲状膜の下方で硬い滑らかなリングを形成する．輪状軟骨の下縁は，女性では第6頸椎，男性では第7頸椎の高さ（第5頸椎〜第1胸椎の幅あり）の指標である．
- 気管は輪状軟骨から正中を下行し，そこで容易に触れることができる．気管切開では頸切痕で気管に到達するが，しばしば舌骨下筋群や甲状腺峡部の牽引が必要となる．
- ◉**喉頭入口部** 喉頭入口部は喉頭鏡で観察することができる（**図2.37**）．正常な配置を知っておくことで，適切な検査や気管挿管が可能となる．

甲状腺

　甲状腺は，喉頭，気管の前外側で第4頸椎〜第1胸椎の間の高さに2つの葉を持つ（**図2.36**）．甲状腺は甲状軟骨・輪状軟骨，近位気管の外側にある．峡部は第2・3気管軟骨前方で左右の葉を結合する．発生段階で，甲状腺は甲状舌管を伝って前頸部の正中を下行する．甲状舌管上に囊胞ができることがあり，嚥下や舌の前突に伴って動く正中の腫脹となる*．

---

*訳注　正中頸囊胞と呼ばれる．

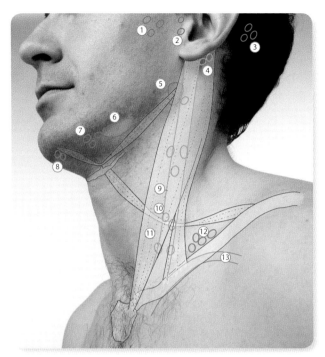

図2.38　頭頸部のリンパ節
①浅耳下腺リンパ節と耳介前リンパ節，②耳介前リンパ節，③後頭リンパ節，④乳突リンパ節（耳介後リンパ節），⑤頸静脈顎二腹筋リンパ節（上深頸群），⑥顎下腺，⑦顎下リンパ節，⑧オトガイ下リンパ節，⑨内頸静脈，⑩頸静脈肩甲舌骨筋リンパ節（下深頸群），⑪胸鎖乳突筋，⑫鎖骨上リンパ節，⑬腋窩静脈（近位では鎖骨下静脈となる）

2.11　頸部のリンパ管

浅リンパ節群

　頭頸部からのリンパ管は，頭頸周囲線，外頸静脈ならびに鎖骨上の領域に沿う一連の浅リンパ節群に注ぐ（**図2.38**）．頭頸部のすべてのリンパは最終的に深リンパ節群に注ぐ．頸部リンパ節の腫脹は頭頸部の感染や悪性腫瘍から起こりうるので，すべてのリンパ節群の系統的検査や，それぞれのリンパ節がどの組織のリン

表2.12　頭頸部の浅リンパ節群の位置とリンパ流

リンパ節	位置	リンパを集める領域
オトガイ下リンパ節	オトガイ下三角	顎先；口唇；口腔底；舌尖
顎下リンパ節	顔面動脈近くの顎下三角	舌；口腔；口唇；下顎骨と下顎の歯；鼻；顔面下部
浅耳下腺ならびに耳介前リンパ節	耳珠前方の耳下腺外側面	耳介前部；外側の頭皮；額；顔面上部；眼瞼；外耳道
乳突(耳介後)リンパ節	乳様突起と耳後部	頭頂部より後外側の頭皮
後頭リンパ節	後頭動脈近くの上項線	後方の頭皮；上頸部
浅頸リンパ節	外頸静脈に沿う	頸部浅層の組織；乳突リンパ節と後頭リンパ節
鎖骨上リンパ節	鎖骨より上方で鎖骨上三角内	頸部浅層の組織；胸郭の構造；左側には前腸からのリンパ流も注ぐ

表2.13　深頸リンパ節群の位置とリンパ流

リンパ節	位置	リンパを集める領域
頸静脈顎二腹筋リンパ節(上深頸群)	顎二腹筋が内頸静脈と交差するところ	口蓋扁桃；咽頭；喉頭；口腔；浅リンパ節群
頸静脈肩甲舌骨筋リンパ節(下深頸群)	肩甲舌骨筋が内頸静脈と交差するところ	舌；甲状腺；浅リンパ節群；上深頸リンパ節

パ流を受けるのかということを知っておくことが重要である(**表2.12**).

深リンパ節群

　深頸リンパ節群は，主に胸鎖乳突筋の深部で内頸静脈に沿う．これらは(肩甲舌骨筋によって)上・下群，また相対的な位置関係によって上・中・下群に分けられる．深リンパ節の2つの群はさらに顎二腹筋と肩甲舌骨筋との位置関係によって定義される(**表2.13**).

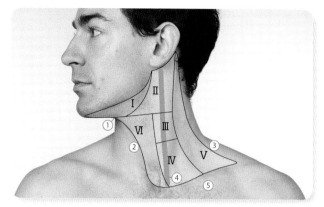

図2.39 頭頸部がんのリンパ節転移の評価の際に用いられる頸部領域またはレベル（Ⅰ～Ⅵ）の体表面の位置
①舌骨体，②輪状軟骨，③僧帽筋（後頸三角の後縁），④内頸静脈，⑤鎖骨

　頸静脈顎二腹筋リンパ節は，しばしば下顎角の後方に硬いしこりとして触れ，特に上気道感染の際には左右で違う大きさに触れることがある．

　頭頸部がんに対する頸部郭清に際して，頸部リンパ節は解剖学的位置により6つのレベルに分類される（**図2.39**，**表2.14**）．

2.12 異所性の頸部内臓と頸部腫瘍

　発生段階で多くの頸部内臓がその最終的な位置に移動していく．正常な移動がなされないと，異所性や過剰に臓器が存在したり（舌甲状腺など），組織が残存したりする．この移動の経路を知っておくと，身体診察や手術の際に異所性の内臓や組織を同定するのに役立つ．発生学的な組織の残存によって臓器の移動経路上に前頸部腫瘍が生じることがある（**図2.40**）．例えば下副甲状腺は正常では甲状腺に下行するが，総頸動脈の分岐部と上縦郭・前縦郭を結ぶ線上のどこにでも存在することがあり，ときに胸腺，気管，食道と繋がる．

表2.14　頸部リンパ節のレベル
：この分類は特に頭頸部がんの転移に用いられる

レベル	位置	リンパを集める領域
レベルⅠ	オトガイ下リンパ節と顎下リンパ節	顎先；舌尖と舌前方の多く；口腔底前方；鼻腔下方；硬口蓋と軟口蓋；上顎下顎の歯槽堤；頰；下口唇，顎下腺
レベルⅡ	上内深頸リンパ節；頭蓋底と舌骨の間	鼻腔；咽頭；喉頭；外耳道；中耳；舌下腺
レベルⅢ	中内深頸リンパ節；舌骨と輪状軟骨の間	舌根；口蓋扁桃；喉頭；下咽頭；上咽頭
レベルⅣ	下内深頸リンパ節；輪状軟骨と鎖骨の間	下咽頭；頸部食道；喉頭
レベルⅤ	後頸三角；副神経下部と頸横動静脈周囲のリンパ節を含む	上咽頭；中咽頭；甲状腺
レベルⅥ	気管前リンパ節，喉頭前リンパ節，気管周囲リンパ節を含む	甲状腺；声帯と声門上喉頭；梨状窩(梨状陥凹)尖部；頸部食道

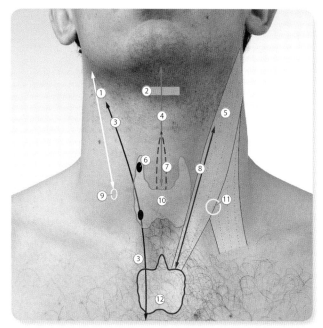

図2.40 発生学的移動経路に基づく前頸部腫瘤と異所性内臓の起きうる位置

①側頸嚢胞や側頸洞（鰓性洞），側頸瘻の深部の位置（白矢印），②舌骨体，③下副甲状腺の位置の範囲（紫線；通常の位置は紫楕円で示す），④甲状腺の下行経路で甲状舌管嚢胞*や異所性甲状腺組織の起きうる範囲，⑤胸鎖乳突筋，⑥通常の上甲状腺の位置（黒楕円），⑦甲状腺錐体葉や遺残甲状舌管の位置（灰色破線），⑧異所性胸腺の位置（青矢印），⑨頸頸洞（鰓性洞）や側頸瘻開口部の一般的な位置，⑩通常の甲状腺の位置（緑線），⑪鰓性遺残のよくある位置，⑫通常の胸腺の位置（青線）．

原注：図を見やすくするために，（甲状腺以外は）病変や異所性組織は左右いずれかにのみ図示してあるが，実際は左右いずれにも生じうる．

---

*訳注　正中頸嚢胞とも呼ばれる．

胸　部

　胸部は，頸部と腹部の間に位置する体幹の上部の領域をいう．胸部は，肋骨，肋軟骨，肋間筋，皮膚と脂肪と12個の椎体によって形成される胸壁によって囲まれる．胸壁は胸腔を囲み，上方の胸郭上口から下方の横隔膜にかけて広がる．

　胸部は，心臓，肺，関連する脈管と神経，食道，胸腺，気管，気管支を含む．縦隔は胸部の中央部であり，肺と横隔膜，脊柱および胸郭上口によって囲まれている．

機　能

　胸壁は，上肢，背部，腹壁の筋の付着部として機能し，胸部臓器の保護，呼吸運動および心臓への静脈還流の補助を行う．胸壁の下部は横隔膜および肋骨横隔洞とともに腹腔内臓器を覆い，保護している（Chapter 6参照）．

変　動

　この章では，平均的な体格を有する患者の，安静呼吸時の仰向けの状態での体表の指標に関して述べる．打診，触診，聴診や超音波検査は深部の構造の位置を体表から推察するのに有用であることを常に念頭に置くべきである．なぜなら，胸部臓器の体表の特徴は以下の要素によって大きく変わりうるからである．

- 姿勢およびそれに伴う重力の作用
- 患者の病態，例えば肺の過膨張
- 深い吸気および呼気
- 体重

Clinical Insight

　鳩胸や漏斗胸などの胸壁の変形は，正常の胸部体表解剖を変えてしまうことがある．

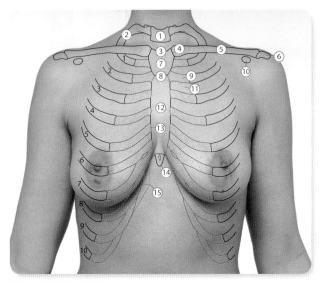

図3.1　前胸壁の骨構造
①第1胸椎, ②第1肋骨, ③胸骨柄の頸切痕, ④胸鎖関節, ⑤鎖骨, ⑥肩峰, ⑦胸骨柄, ⑧胸骨角(胸骨柄結合), ⑨第2肋軟骨, ⑩烏口突起, ⑪第2肋間隙, ⑫胸骨体, ⑬胸肋関節, ⑭剣状突起, ⑮肋骨弓(肋骨縁)

3.1　骨性の指標, 関節, 軟骨

胸郭上口

　胸郭上口は, 第1肋骨, 第1胸椎および胸骨の頸切痕によって境界される前下方に傾斜した仮想平面である(**図3.1**). 胸郭上口は胸郭と縦隔上部への開口部である. 第7頸椎(隆椎)の棘突起は頸部下方で最も突出した構造であり, 第1胸椎椎体に重なる.

胸　骨

　胸骨は正中前方に位置し, 触知可能である(**図3.1**). 上方から下方にかけて, 胸骨柄, 胸骨体, 剣状突起に分けられる. 胸骨柄の頸切痕は, 両鎖骨の間で上面が触知できる. 頸切痕の部位を後方に触知すると, 正中に気管が認識される. 胸骨体は胸骨柄の下方に位置する長い骨板である. 剣状突起は尾側に位置し, 腹壁筋

表3.1　**胸骨の特徴に対する椎体レベル(図3.9参照)**
胸骨柄は頸切痕と胸骨角の間に，胸骨体は胸骨角と胸骨剣結合の間に広がる．

胸骨の特徴	椎体のレベル
頸切痕(胸骨上切痕)	第2〜3胸椎
胸骨角(胸骨柄結合)	第4〜5胸椎の上部1/2
剣状突起と胸骨剣結合	第9胸椎

に突出することや離れて存在することがある．第7肋軟骨は剣状突起の外側に位置する．胸骨の特徴は椎体のレベルの同定に用いることができる(**表3.1**)．

鎖骨と烏口突起

　鎖骨は，肩峰と胸骨柄との間の胸郭上部に位置し，触知かつ視認できる構造である(**図3.1**)．内側端は胸骨の頸切痕の外側縁を形成し，突出している．胸鎖関節で胸骨柄と連結する．烏口突起は肩甲骨の前方に突出する骨性構造であり，鎖骨外側の下方2cm以内に丸い塊として触知できる．

> **Clinical Insight**
>
> 　胸鎖関節は容易に触知・認識できるが，吸引や穿刺の手技においては，上縦隔への進入および胸膜や大血管の損傷を防ぐためにCTガイドが有用である．

肋　骨

　肋骨は背側で胸椎と関節面を形成し(**図3.2**)，成人では胸郭を縁取るように前下方に曲線を描きながら胸壁前面の肋軟骨に連続する(**図3.1**)．小児では肋骨の走行は相対的に水平であり，このことは肋骨および胸郭と上腹部にある臓器の体表位置に影響を与えている(p287参照)．肋骨の走行を理解することは，X線写真における肋骨の同定に有用である．例えば，肋骨の背側成分は下外側に曲線を描いて走行し，最もはっきりと見える部分である(**図3.3**)．肋骨角は，背部で椎体棘突起の数cm外側で触知される．肋骨角は肋間神経や動静脈の外側皮枝の同定に有用であり，これらは肋骨角のすぐ外側に認められ，同領域を麻酔するときに

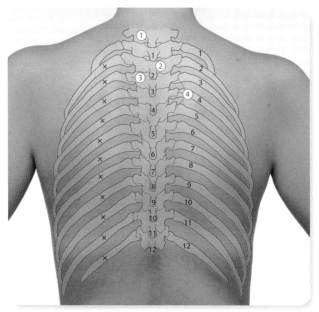

図3.2　後胸壁の骨構造
①第7頸椎棘突起，②第1胸椎棘突起，③第3胸椎横突起，④肋横突関節，×肋骨角．胸椎と肋骨は第1〜12まである．

役に立つ．

　肋骨を数えることで指標を把握することができ，安全な胸腔へのアプローチを行うことができる．第4〜10肋骨は中腋窩線上で触知され，腋窩下縁の皮膚面が第4肋骨となる．第10肋骨は肋骨弓に続く．第11・12肋骨（浮遊肋骨）の外側端は，痩せた人では後方で触れることができ，内側にたどることで第11・12椎体を同定するのに役立つ．

> **Clinical Insight**
>
> 　第5肋骨レベルの開胸切開は上縦隔へのアプローチを可能とし，第6ないし第7肋骨レベルでの開胸では後縦隔および横隔膜へのアプローチを可能とする．

肋軟骨と肋骨弓

●**肋軟骨**　肋軟骨は，第1〜10肋骨の遠位端を胸骨へと繋げる（**図3.1**）．痩せた人ならば第1〜7肋軟骨は胸骨部分で同定でき，

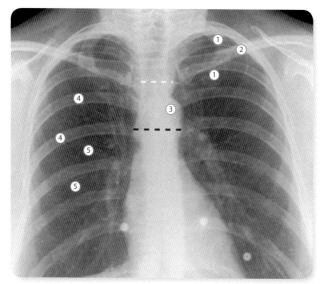

図3.3　胸部単純X線写真(PA像)
①第1肋骨，②鎖骨，③大動脈弓，④肋骨の後方部分，⑤肋骨の前方部分，
胸骨角を通る横断面(赤い点線)，胸骨の頸切痕(黄色の点線)

深部の構造を知る有用な指標となる．肋軟骨は内側あるいは上内
側に胸骨に向かって走行し，単純X線写真では走行の向きとX線
透過性の違いによって同定される．

●肋骨弓(肋骨縁)　肋骨縁とは胸郭前方および外側の尾側自由縁
のことであり，第7〜10肋軟骨の遠位端によって形成される．肋
骨弓は剣状突起から第10肋骨の下外側に触知され，腹部の診察
における有用な指標となる．

肋間隙

　肋間隙は隣接する2つの肋骨／肋軟骨の間に位置し，その上方
の肋骨と同じ番号となる(**図3.1**)．胸骨角の外側に位置する第2
肋軟骨は，肋間隙を数える上で有用な指標となる．第1肋間隙は
その上方に，第2肋間隙はその下方に位置する．

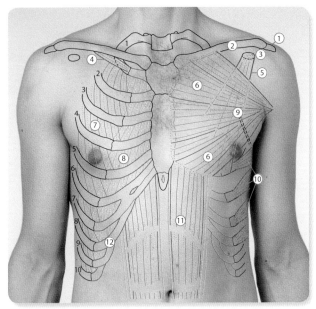

図3.4　前胸壁の筋
①肩峰，②鎖骨，③烏口突起，④鎖骨下筋，⑤小胸筋，⑥大胸筋，⑦外肋間筋，⑧外肋間筋膜深部にある内肋間筋，⑨図3.13-bで示されている超音波画像のプローブの位置（黒い破線），⑩前鋸筋，⑪腹直筋，⑫肋骨縁（肋骨弓），肋骨の番号が示されている（右側）．

3.2 筋

　胸部の筋は肋骨，上肢あるいはその両方に作用する（**図3.4**）．
◉**大胸筋**　大胸筋は鎖骨の内側1/2，第1～6肋軟骨および胸骨に起始し，外側に走行して上腕骨近位に停止する．大胸筋は胸壁前面で同定触知される．自由縁となる下縁は乳房の腋窩突起に沿う前腋窩ひだを形成し，触れることができる．
◉**小胸筋**　小胸筋は大胸筋の深部に位置する．鎖骨中線レベルより内側の第3～5肋骨から起始し，鎖骨の外側の下方に触知される．肩甲骨の烏口突起に停止する．
◉**鎖骨下筋**　鎖骨下筋は第1肋骨と鎖骨の中間部およそ1/3の下

表面の間に位置する．鎖骨下動静脈を鎖骨と隔てることによって，鎖骨骨折におけるこれら血管の損傷を防止する．鎖骨下アプローチによる鎖骨下静脈へのカテーテルの穿刺で，損傷することがある．

●**肋間筋**　肋間筋は各肋間隙の肋骨／肋軟骨間にあり，軟らかい陥凹部分として触知される．肋間筋は3層構造であり，表層から外肋間筋，内肋間筋，最内肋間筋の順に並ぶ．胸郭アプローチの際に切開される．

●**前鋸筋**　前鋸筋は第1～8肋骨の中腋窩線からリボン状に起始する筋である．下5片のリボン状構造は通常触知できる．肩甲骨の内面を通過し，その内側縁に停止する．長胸神経の障害は前鋸筋麻痺を生じ，翼状肩甲骨を呈する．

●**腹直筋**　腹直筋は正中の1対の細長い筋であり，恥骨結合から起始し，剣状突起ならびに第5～7肋軟骨に停止する．痩せた人ならばその分画構造が認識される．腹直筋の機能と筋力は，患者に頭部を挙上させるか頸部を屈曲させることで評価できる．

●**横隔膜**　横隔膜は胸郭の下縁に付着し，上方に凸のアーチを描く．安静時呼吸において，横隔膜のドームは，第4肋間隙から肋骨縁下の範囲に及ぶが，右側では前方の第5肋骨あるいは第5肋間隙のレベル（**図3.8**），左側では前方の第5肋間隙あるいは第6肋骨のレベルといえる．

3.3　線とひだ

垂直線

胸壁に複数の垂直線を設定することができる（**図3.5**，**図3.6**）．これらの垂直線は深部構造の指標となり，侵襲的な手技を安全に行うための助けとなる．

- 鎖骨中線は，鎖骨の中間点から垂直に引いた線である．胸部臓器と腹部臓器いずれの指標ともなり，腹部の領域の区分にしばしば利用される．
- 前正中線と脊柱中線はそれぞれ体の前面と後面の正中（正中面）を垂直に走る線である．
- 椎骨傍線は椎体横突起の外側縁を垂直に走る線である．
- 肩甲線は肩甲骨下角を通って垂直に走る線である．

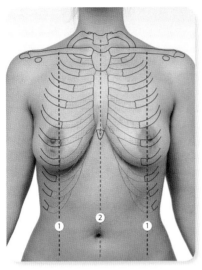

図3.5　前胸壁：垂直線
①鎖骨中線，②前正中線
（体幹部の正中線，胸骨中線）

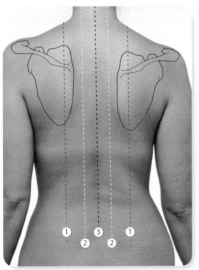

図3.6　後胸壁：垂直線
①肩甲線（肩甲骨下角を通過），②椎骨傍線（椎体横突起の外側縁を通過），③脊柱中線（体幹部の正中線）

**図3.7 胸壁の外側部
：腋窩線とひだ**

①前腋窩線（青い点線）と
前腋窩ひだ，②後腋窩線
（黄色い点線）と後腋窩ひ
だ

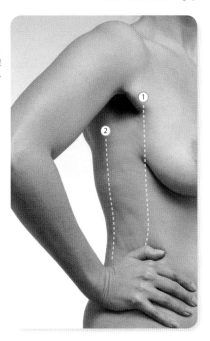

腋窩線と腋窩ひだ

腋窩線と腋窩ひだ（**図3.7**）は神経，リンパ節，乳腺組織，医療
用器具などの挿入位置を同定する指標となる．腋窩ひだは，乳房
触診時に，患者の手を殿部に押し当てるように上肢を内転させた
状態で最もよく視認・触知できる．胸腔穿刺は，前腋窩ひだ，中
腋窩線（長胸神経を避けるため）および第5肋間隙（理想的には第4
肋間隙）より上方（肋骨横隔洞と横隔膜下に位置する臓器を避ける
ため）からなる改変版*"三角形または安全域"内で施行する．肋
間隙は前胸壁でまず同定され，それを腋窩領域へとたどることが
できる（**図3.8**，**図3.10**）．当初は，後腋窩ひだが安全の三角形
の後縁として用いられていたが，中腋窩線より後方への刺入は長
胸神経損傷のリスクがあり，現在は推奨されていない．

*訳注　従来は，後縁は後腋窩線であると言われていた．

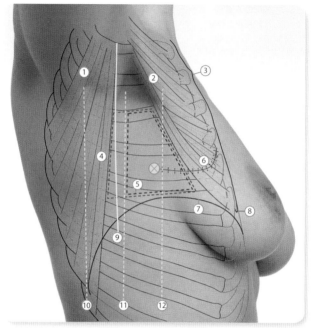

図3.8 胸壁の外側部：胸腔穿刺の三角形または安全域
①後腋窩ひだ，②前腋窩ひだ，③胸骨角，④従来の胸腔穿刺における"三角形または安全域"(赤い線)，⑤改変版の推奨される"三角形または安全域"(青い線)，⑥緊急開胸術の切開線，⑦横隔膜(前右側で第5肋間隙のレベル)，⑧剣状突起，⑨長胸神経，⑩後腋窩線，⑪中腋窩線，⑫前腋窩線，⊗開胸術の切開部位(中腋窩線と前腋窩ひだの間の第4肋間隙)

●**中腋窩線**　中腋窩線は胸壁の外側を腋窩の頂点から垂直に下る線である．肺の下縁は第8肋骨レベルであり，肋骨横隔洞は第8肋骨と第10肋骨の間に広がり，腹部内臓を覆う．
●**前腋窩線と前腋窩ひだ**　前腋窩線は前腋窩ひだから垂直に下る線である．前腋窩ひだは，胸郭から上腕骨へと広がる大胸筋の下外側縁に乳房の腋窩突起が重なる領域によって形成され，腋窩の前壁下方の自由縁である．この領域では乳房の腋窩突起とリンパ節が診察の対象となる．

●**後腋窩線と後腋窩ひだ** 後腋窩線は後腋窩ひだから垂直に下る線である．後腋窩ひだは腋窩の後壁の下方の自由縁であり，胸郭から肩甲骨および上腕骨へと広がる広背筋と小円筋の下縁によって形成される．

Clinical Insight

第4肋間隙で外側胸骨縁から前腋窩線までつながる前開胸切開は，右肺中葉および左肺舌区へのアプローチが可能となる．

第4/5肋間隙で前腋窩線から肩甲骨の3cm下方までつながる後外側開胸切開は，肺門および食道へのアプローチが可能となる．

3.4 縦 隔

位置と境界

縦隔は胸郭の中心領域であり，両肺の間に位置する．主に心臓血管系の構造を内包し，単純X線写真により体表から評価・同定できる．縦隔は以下の構造によって境界される（**図3.9**）．

- 前方：胸骨
- 後方：胸椎
- 上方：胸郭上口
- 下方：横隔膜
- 外側：胸膜に覆われた肺

上縦隔と下縦隔

胸骨角を通る横断面（第4胸椎〜第5胸椎の上部1/2；しばしば女性で男性よりも高位）は縦隔を上縦隔と下縦隔に分ける（**図3.3**，**図3.9**）．

- 上縦隔は上方を胸郭上口，下方を胸骨角を通る横断面，前方を胸骨柄，後方を第1〜4胸椎椎体によって囲まれている．大きな血管，大動脈弓，上大静脈，遺残胸腺組織（成人）ないし胸腺（小児）が含まれる．
- 下縦隔は上方を胸骨角を通る横断面，前方を胸骨体，下方を横隔膜（胸骨剣結合を指標とする），後方を第5（ときに第4）〜12胸椎椎体によって囲まれている．

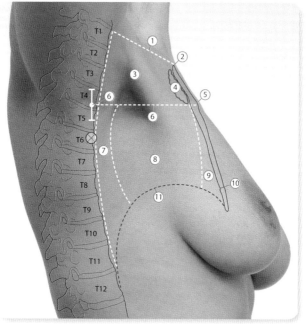

図3.9　縦隔を外側より見たところ
①胸郭上口，②頸切痕（胸骨上切痕），③上縦隔，④遺残胸腺組織（成人），⑤胸骨角（胸骨柄結合），⑥胸骨角を通る横断面[通常の動く範囲を胸椎レベル（第4胸椎〜第5胸椎上部）に白い線で示す；表3.5参照]，⑦後縦隔，⑧中縦隔，⑨前縦隔，⑩胸骨剣結合，⑪横隔膜，⊗通常の気管および肺動脈幹の分岐部の椎体レベル

前縦隔，中縦隔，後縦隔

　下縦隔は前縦隔，中縦隔，後縦隔の3つにさらに分けられる．
● 前縦隔は胸骨と線維性心膜に囲まれる（**図3.9**）．成人では，内胸動静脈，胸骨心膜靱帯，ときに遺残胸腺組織が含まれる．
● 中縦隔はほぼ線維性心膜によって囲まれる．心臓と心膜腔，上行大動脈と上大静脈の下部も含まれる．
● 後縦隔は線維性心膜，下位胸椎と横隔膜に囲まれる．食道，下行大動脈，胸管が含まれる．
　心膜腔への液体・血液貯留は心タンポナーデを引き起こす．液体を吸引するために，心膜穿刺術が施行される．針を剣状突起あ

るいは肋骨弓の直下より穿刺し，左肩の方向に向けると，横隔膜を穿通し中縦隔の心膜腔に至る．

3.5 神経，血管，リンパ管

デルマトーム（皮節）

胸部のデルマトームは，脊柱中線から前正中線まで胸壁の周りを弧を描くように存在する（図1.38参照）．それぞれのデルマトームは，肋間隙を通過する脊髄神経によって支配される．隣接するデルマトームにはかなり重なりがある．前胸部のデルマトームの指標には以下が含まれる．

- 肩上部および鎖骨直下
  ：第4頸神経
- 胸骨角：第2胸神経
- 乳頭：第4胸神経
- 剣状突起：第6胸神経

> **Clinical Insight**
>
> 胸腹部におけるデルマトームに基づく神経支配の分布の知識は，壁側胸膜や肋骨からの関連痛(外傷後)のパターン，帯状疱疹による片側性の皮疹の分布を理解するのにも役立つ．

肋間の神経血管束

肋間の神経血管束は各肋間上方の肋骨の下面，そして内肋間筋と最内肋間筋の間に位置する（**図3.10**）．神経血管束は上から静脈，動脈，神経の順に並び，侵襲的な手技で損傷すると，感覚消失や肋間筋麻痺，血胸などを生じることがある．肋間の神経血管束の側副枝は，神経血管束の本幹から肋骨角と後腋窩線の間で分岐し，下方の肋骨に沿って走行する．肋間間隙の切開は，肋骨の上縁の直上で行うことによって，神経血管束の損傷のリスクを最小限にすることができる．

皮神経と皮動脈

- 肋間神経の外側皮枝は，肋間動脈の外側皮枝とともに肋骨角と中腋窩線の間より生じ，その多くは表層の中腋窩線により近い部位から生じる．これらの神経の局所ブロックは，腋窩領域における前鋸筋の層への麻酔薬の注入によって施行することができる．

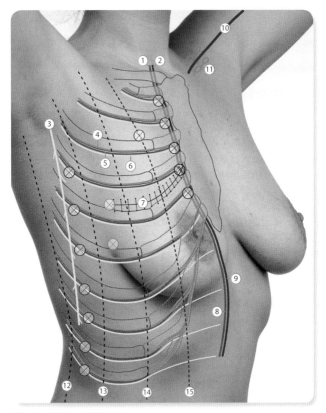

図3.10　胸壁の神経血管束
①内胸動脈，②内胸静脈，③長胸神経，④肋間静脈，⑤肋間動脈，⑥肋間神経，⑦緊急開胸術の切開線，⑧上腹壁動脈，⑨上腹壁静脈，⑩橈側皮静脈，⑪三角筋胸筋リンパ節，⑫後腋窩線，⑬中腋窩線，⑭前腋窩線，⑮鎖骨中線，⊗肋間神経の外側皮枝と肋間動脈の外側皮枝の出現域，⊗肋間神経の前皮枝と肋間動脈前皮枝の出現域，⊗緊張性気胸における減圧のための穿刺点（第2肋間隙，鎖骨中線），⊗胸骨ドレナージの穿刺点（中腋窩線と前腋窩ひだの間の第4・5肋間隙）

- 肋間神経の前皮枝は，前穿通動脈とともに胸骨の外側1 cm以内の領域の肋間筋と大胸筋を貫き，皮下組織に分布する.

> **Clinical Insight**
>
> 肋間神経は，肋骨角の近傍で麻酔できるため，肋間神経皮枝をブロックすることができる．肋骨下方の肋骨下溝に薬を注入することにより麻酔できる(深さ3 mm，頭側に20°傾ける)．深く刺しすぎると気胸の危険がある.

長胸神経

長胸神経は中腋窩線と後腋窩線の間を第8肋骨レベルまで下行する．前鋸筋の表層を通過しており，腋窩の手術や胸腔穿刺の際に損傷することがある．長胸神経の損傷により翼状肩甲骨を生じる.

> **Clinical Insight**
>
> 胸骨の頸切痕から剣状突起にかけて正中を切開すること(胸骨正中切開)によって心臓および縦隔へのアクセスが可能となり，内胸動静脈および肋間の神経動脈束の前皮枝領域の損傷を防ぐことができる.

内胸動静脈

内胸動静脈は前胸壁の内側，胸骨の外側1 cm以内に位置する．内胸動静脈はそれぞれ下方に走行し，腹直筋鞘の中で上腹壁動静脈となる．この動脈は冠動脈のバイパス血管として利用され，動脈造影で描出される.

リンパ管

●**腋窩リンパ節** 腋窩に位置し，上肢，乳房と臍上部の体壁の多くの部分からリンパが流れこむ(**図3.11**)．リンパは腋窩の中心から尖部に向かい，鎖骨上リンパ節に至る．リンパ節は感染や腫瘍で腫大する．腋窩リンパ節は部位によって分類・触知される.

- **外側腋窩(上腕)リンパ節**：腋窩静脈と上腕骨近傍の前外側に位置する.
- **前腋窩(胸筋)リンパ節**：前腋窩線の内側表層に沿って位置する.
- **後腋窩(肩甲下)リンパ節**：後腋窩線の内側表層に沿って位置す

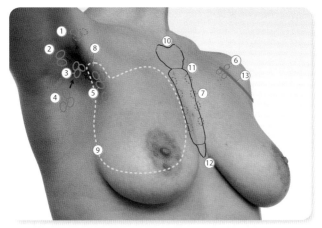

図3.11 腋窩および胸壁のリンパ節
①上腋窩リンパ節，②外側腋窩(上腕)リンパ節，③中心腋窩リンパ節，④後腋窩(肩甲下)リンパ節，⑤前腋窩(胸筋)リンパ節，⑥三角筋胸筋リンパ節，⑦胸骨傍リンパ節，⑧前腋窩ひだと乳房の腋窩突起，⑨乳房基部の辺縁，⑩頸切痕，⑪胸骨角，⑫剣状突起，⑬橈側皮静脈

る．
- 中心腋窩リンパ節：腋窩脂肪織内に位置する．
- 尖部腋窩リンパ節：腋窩の尖部に位置し，第1・2肋骨に近接する．

◉**胸骨傍リンパ節** 内胸動静脈に沿って前胸壁の内側表層に位置する．乳腺組織の内側部位，胸壁および腹壁から流れる．

◉**三角筋胸筋リンパ節** 鎖骨直下の三角胸筋溝の橈側皮静脈に沿って位置する．上肢の橈側，胸壁の前外側および乳腺から流れる．

橈側皮静脈

上肢の橈側皮静脈は三角胸筋溝に沿って三角筋と大胸筋の間を走行する(**図3.10**，**図3.11**)．三角胸筋溝の上縁は鎖骨下静脈のカテーテル穿刺部位であり，三角筋胸筋リンパ節がある．三角筋胸筋リンパ節は，上肢や乳腺の感染，乳がんにおいて腫大する．

図3.12 女性の乳房
①頸切痕, ②胸骨角, ③剣状突起, ④乳房の腋窩突起, ⑤乳房基部の辺縁, ⑥乳輪, ⑦乳頭, ⑧乳腺堤(乳線)

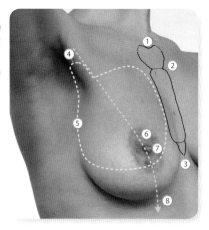

3.6 臓 器

乳 房

サイズ, 形状, 位置

　女性の乳房のサイズ, 形状および位置は様々である. しかし, 乳房の基部は大胸筋と前鋸筋の前方で, 上方は第2肋骨, 下方は第6肋骨, 内側は胸骨の外縁, 外側は中腋窩線に常に位置している(**図3.12**). 乳房の腋窩突起は上外側に腋窩へと広がり, 触診においては大胸筋の下外側縁に触知される.

> **Clinical Insight**
>
> 　手を殿部に押し当てる姿勢をとって胸筋を収縮させても, 通常, 乳房は動かない. 乳房が動く場合は, 何らかの病的状態で乳房が乳房下組織に癒着していることが示唆される.

乳輪と乳頭

　乳輪は乳頭を取り囲む皮膚がやや暗く色づき隆起した領域である(**図3.12**). 汗腺と皮脂腺(Montgom-

> **Clinical Insight**
>
> 　副乳は, 前腋窩線〜乳頭〜恥骨結合に至る乳腺堤(乳線)のどこにでも生じうる(**図3.12**).

ery腺)に覆われており，感染や炎症が起こることがある．男性の乳頭は第4肋間に位置し，鎖骨中線に近接する．それに対し女性の乳頭は年齢や乳房のサイズによって変わる．女性乳房には15〜20の乳管があり，開口部は感染や乳汁分泌時に認識できる．

肺と胸膜

胸膜と肋骨横隔洞

胸膜辺縁の位置の理解は身体診察を行う際に役立ち，侵襲的処置において損傷や気胸を防ぐことができる．2層の胸膜が肺を包んでおり，その両方を超音波で同定することができる（**図3.13**）．臓側胸膜は肺

Clinical Insight

肋骨横隔洞は肝臓と腎臓を覆っている．生検や外科的処置の際には貫通するため，気胸を生じることがある．穿刺前に呼気させることで，肺を肋骨横隔洞から動かし，リスクを減らすことができる．

表面を覆い，壁側胸膜は胸壁内側，横隔膜上方，縦隔の外側を裏打ちする．肋骨横隔洞は胸壁下部と横隔膜辺縁との間に位置する（**図3.13**）．肋骨横隔洞では，壁側胸膜下縁と肺を覆う臓側胸膜の間に，肋骨/肋軟骨2つ分のずれがある．

肺と胸膜の辺縁

肺と胸膜の辺縁は胸壁に描くことができる（**図3.13**，**図3.14**）．肺尖部とそれを覆う胸膜は鎖骨の内側1/3の中央部の上方2cm以内に位置し（第7頸椎のレベル），中心静脈への穿刺において損傷の危険がある．肺および臓側胸膜は胸骨角のレベルで前正中線に達する．右側では肺と胸膜は第6肋軟骨のレベルまで下行するが，左側では肺と胸膜は第4肋軟骨のレベルで3〜5cm程度外側に移動した後，心臓を覆いながら第6肋軟骨/肋骨レベルまで下行する．

胸骨下部レベルでは，肺と壁側胸膜を体表に示すと，胸壁の周りをそれぞれ分かれて後外側および下方に弧を描くように走る（**表3.2**）．呼気時において肺の下縁は肋骨横隔洞の最も低位の部分（壁側胸膜の反転部）よりも5cm以上上方へと挙上し，肋骨縦隔洞は胸骨後部に残りうる．

後方では，壁側胸膜と肺はともに椎骨傍線に沿って上行し，肺尖部に至る．胸膜は，肺尖部と後方で第12肋骨と第12胸椎のレ

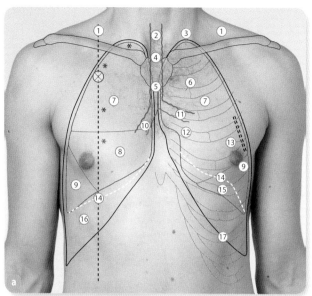

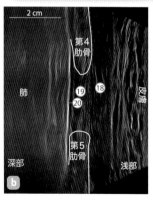

図3.13 肺および胸膜の前方の体表指標

①鎖骨中線，②気管，③肺尖，④頸切痕（胸骨上切痕），⑤胸骨角（下方3cm以内に気管分岐部），⑥第2肋軟骨，⑦肺上葉，⑧肺中葉，⑨肺下葉，⑩右主気管支，⑪左主気管支，⑫第4肋軟骨，⑬bの超音波画像のプローブの位置（黒の点線），⑭CT画像に基づく中腋窩線における肺の下縁（白の線；**表3.2**），⑮鎖骨中線における第6肋骨（肺の下縁の古典的位置），⑯肋骨横隔洞，⑰鎖骨中線における第8肋軟骨，⑱大胸筋，⑲肋間筋，⑳胸膜線（壁側胸膜と臓側胸膜；超音波所見のみ），⊗緊張性気胸における穿刺減圧の部位（第2肋間隙，鎖骨中線），＊上葉と＊中葉の聴診位置（第4肋間隙，鎖骨中線）

ベルおよびその下方において脆弱である．

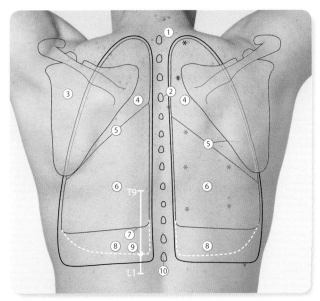

図3.14　肺および胸膜の後方の体表指標
①第7頸椎の棘突起，②第3胸椎の棘突起，③肩甲骨，④肺上葉，⑤上肢を外転させた状態での肩甲骨内側縁と近似する斜裂，⑥肺下葉，⑦古典的な椎骨傍線における肺の下縁（第10胸椎の棘突起），⑧肋骨横隔洞，⑨肺の下縁および胸骨傍線における位置［第12胸椎；白い破線，CT画像に基づいて変動域が示されている（第9胸椎〜第1腰椎）］，⑩第12胸椎の棘突起，＊肺上葉の聴診部位，＊肺下葉の聴診位置

穿刺減圧術，胸郭開口術，緊急開胸術

　緊急の気胸に対する穿刺減圧術は鎖骨中線レベルで第2肋間隙（これら両方とも触診で位置を同定できる）への針の穿刺で行うことができる（**図3.10**，**図3.13**）．

　減圧のための胸郭開口術の切開および胸腔穿刺は，改変版"三角形または安全域"内の中腋窩線と前腋窩ひだの間に位置する第4肋間隙で施行することができ（**図3.8**，**図3.10**），これによって長胸神経損傷を回避できる．この場所は，液体や血液，空気を排出するためのより緊急性の低い胸腔穿刺時においても用いられる．切開と針の刺入部位は，主要な神経血管束の損傷を回避するため，肋間隙を形成する下側の肋骨のすぐ上方の位置にするべき

表3.2 肺および壁側胸膜の体表指標

肋骨横隔洞は肺と壁側胸膜のずれを埋める．CT画像は周期性呼吸によって体表指標が大きく変動することを示す（**図3.13～図3.14**参照）．

	胸膜の位置	肺の位置	
		古典的	CT画像に基づく
鎖骨中線	第8肋軟骨	第6肋骨	左側：第5肋骨あるいは第5肋間隙，右側：第6肋間隙あるいは第7肋骨
中腋窩線	第10肋骨	第8肋骨	—
肩甲線	第12肋骨	第10肋骨	—
椎骨傍線	第12胸椎の棘突起	第10胸椎の棘突起	第12胸椎あるいはそのすぐ下方（第12胸椎の棘突起と関連）；第9胸椎の椎体～第1腰椎の椎体

である．

　病院に到着する前の状況において，緊急開胸術の切開は，左右の第4肋間（より望ましい）ないし第5肋間に沿って，はじめの胸郭開口術の切開線から胸骨に向かって行われる．これによって，心臓（心膜切開を行えば），肺および大血管の一部へ，緊急時に広く到達することが可能となる．

肺葉と葉間裂

　肺は葉間裂によって肺葉に分けられる．通常，右肺は3葉（上葉，中葉，下葉）からなり，左肺は2葉（上葉，下葉）からなる（**図3.13**，**図3.15**）．呼吸器の診察を行う際には，それぞれの肺葉を異なる部位から診察する必要がある．聴診の位置は肺の体表位置に直接関係する．第2～6肋骨上では乳腺組織が存在することから，右肺の中葉および左肺の舌区は，外側では前腋窩線上，あるいは鎖骨中線上（右側のみ）の第4肋間隙付近で最もよく聴診を行うことができる．

Clinical Insight

　腋窩線の領域において肋骨および肋間隙を正確に認識することは，はじめに前胸壁で同定してから触診を用いてそれを腋窩までたどることによってのみ可能となる．

●**斜裂**　両肺に斜裂が存在し，左側は第3胸椎の棘突起（第4肋骨

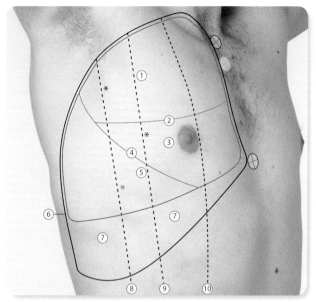

図3.15　右肺と胸膜の体表指標
①肺上葉, ②水平裂, ③肺中葉, ④斜裂, ⑤肺下葉, ⑥壁側胸膜, ⑦肝臓を覆う肋骨横隔洞, ⑧中腋窩線, ⑨前腋窩線, ⑩鎖骨中線, ⊗頸切痕（胸骨上切痕）, ⊗胸骨角, ⊗剣状突起, ＊肺上葉の聴診部位, ＊肺中葉の聴診部位（外側では前腋窩線上, 前方では鎖骨中線上の第4肋間隙）, ＊肺下葉の聴診部位

頸）, 右側は第4胸椎の棘突起（第5肋骨頸）から中腋窩線レベルの第6肋骨にかけて胸壁周囲を弧を描き, 両側の中腋窩線のレベル（正中から7〜8cm外側）で右側では第6肋間隙あるいは第7肋骨, 左側では第5肋骨あるいは第5肋間隙と交差する. 上肢を外転すると, 肩甲骨の内側縁は斜裂の走行を想定するのに有用である.

●**水平裂**　右肺は水平裂を有する. 水平裂は, 第4肋軟骨の胸骨側から始まり, 中腋窩線ないし後腋窩線レベルで第5ないし第6肋骨の深部で斜裂に至る.

気管気管支樹

　気管は第7頸椎レベル（第5頸椎から第1胸椎までの間）で輪状軟

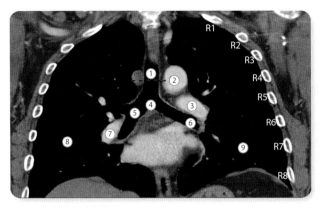

図3.16　胸部CT冠状断像
①気管，②大動脈弓（その凹部は胸骨角を通る横断面の下方〜1cmにある），③左肺動脈，④気管分岐部（胸骨角を通る横断面の下方〜3cmにある），⑤右主気管支，⑥左主気管支，⑦右肺動脈，⑧右肺，⑨左肺［R＃は肋骨の番号（例：R1は第1肋骨）］，赤い点線は胸骨角を通る横断面を示す

骨の下方から始まり下行し，第6胸椎の上部1/2，胸骨角の3cm下方のレベルで左右の主気管支に分岐する（**図3.13**，**図3.17**）．気管は頸切痕（胸骨上切痕）の正中上方で触知できる．右主気管支は比較的垂直に近い角度で走行し，第5〜7胸椎レベルで肺門に至る（第3〜5肋軟骨レベル）．それに対して左主気管支はより水平に近い角度で肺門に至る．気管気管支樹構造の位置を理解することは，診察および画像評価を行う上で有用である（**図3.3**，**図3.16**）．

> **Clinical Insight**
>
> 気管の正中からの偏位は，病的圧排（緊張性気胸，胸水，腫瘍）や病的牽引（肺線維化，虚脱）を示唆する．誤嚥物は右主気管支により入りやすい．なぜなら右主気管支はより垂直に近く，より短くて径が大きいからである．

心　臓

心臓の辺縁

心臓は中縦隔を占める（**図3.17**，**図3.18**）．**表3.3**に記載した胸壁に投影された4点の間に存在する．

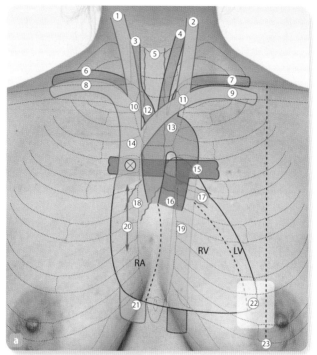

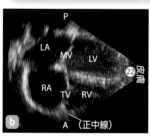

図3.17　心臓と大血管の体表指標

①右内頸静脈，②左内頸静脈，③右総頸動脈，④左総頸動脈，⑤気管，⑥右鎖骨下動脈，⑦左鎖骨下動脈，⑧右鎖骨下静脈，⑨左鎖骨下静脈，⑩右腕頭静脈(胸鎖関節の後方)，⑪左腕頭静脈，⑫腕頭動脈，⑬大動脈弓，⑭上大静脈，⑮左肺動脈，⑯肺動脈幹，⑰左主気管支，⑱右主気管支，⑲下行大動脈，⑳上大静脈と右心房の接合部の通常の範囲(青い矢印)，㉑下大静脈，㉒通常の心尖部の領域(白い範囲；心尖部拍動の触知と超音波プローブの位置)，㉓鎖骨中線，⊗奇静脈が上大静脈に合流するレベル(胸骨角を通る横断面の下方〜2cm)．RA/LA：右房/左房，RV/LV：右室/左室，MV/TV：僧帽弁/三尖弁，A：前方，P：後方

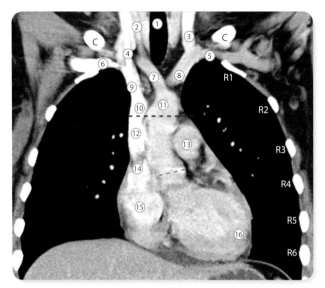

図3.18　胸部CT冠状断像
①気管，②右総頸動脈，③左内頸静脈，④右内頸静脈，⑤左鎖骨下静脈，
⑥右鎖骨下静脈，⑦腕頭動脈，⑧左腕頭静脈，⑨右腕頭静脈，⑩胸骨角を
通る横断面のすぐ上方レベルの上大静脈，⑪大動脈弓，⑫上大静脈と奇静
脈の流入するレベル（胸骨角を通る横断面の下方〜2cm），⑬肺動脈本幹
の分岐部（胸骨角を通る横断面の下方〜3cm），⑭上大静脈−右房の接合部
（胸骨角を通る横断面の下方〜3cm），⑮右房，⑯左室，胸骨角を通る横
断面（赤い点線），大動脈弁（青い点線），C：鎖骨，R#：肋骨の番号（例：
R1は第1肋骨）

　　これら4点を用いると，心右縁は右上方の点と右下方の点を結
んだ線で示され，右房によって形成される．心左縁は左上方の点
と左下方の点を結んだ線で示され，主に左室によって形成され
る．心下縁は左下方と右下方の点を結んだ線で示され，心上縁は
左上方と右上方を結んだ線で示される．心尖拍動は，左縁の下方
に触知される．同部位は心尖部の位置として認識される*．心尖
拍動の外側偏位は心肥大や縦隔の偏位を示す．心臓の前方は右房

**訳注　心尖部は肺に覆われているため，心尖拍動とは心尖部に近い左心
室の拍動を感じることになる．*

表3.3　心臓の前胸壁の体表における指標（図3.17参照）

点	体表面に投影された内部構造	心房と心室/特徴
右上	古典的：胸骨の外側〜1cm右第3肋軟骨 CT画像：第3〜5肋軟骨；中心静脈カテーテルの先端はこの位置に留置するべきである	右心房と上大静脈の接合部
右下	胸骨の外側〜1cm右第6肋軟骨	右心房と下大静脈
左上	胸骨の外側〜1cm左第2肋軟骨	左心耳と肺動脈幹
左下/心尖	鎖骨中線のすぐ内側の左第5肋間（第5〜6肋骨の間）（正中から平均9cm，標準偏差±1cm）	心尖と左室

と右室によって形成され，左室の領域はごく限られる．穿通外傷による心室の損傷は，それぞれの体表位置と胸骨に覆われる割合による．右室＞左室＞右房＞左房の順に受傷しやすい．

大血管

　大血管は心臓に出入りする大動脈と大静脈からなる（**図3.17**，**図3.18**）．

◉**大動脈**　上行大動脈は胸骨後方において大動脈弁から起始し（**表3.4**），右第2胸肋関節レベルまで右側に向かって上行し，大動脈弓へと連続する．大動脈弓のほとんどの部分は胸骨柄の後方に位置しており，その凹面は胸骨角を通る横断面の1cm以内にある（**表3.5**）．大動脈弓は左後方へと弧を描き，その最高到達点は第1胸肋関節レベルまで至り，胸部単純X線写真では大動脈わなとして胸骨の左側に認識される．大動脈弓は左第2胸肋関節のレベルで下行大動脈へと連続する．下行大動脈は上部胸椎の左前外側を走行し，第11〜12胸椎レベルでやや前方に移る．

◉**静脈**　両側の腕頭静脈は，胸鎖関節の後方で内頸静脈と鎖骨下静脈が合流することで形成される（**図3.17**，**図3.18**）．左右の腕頭静脈は右第2肋軟骨あるいは第1肋間隙の後方で合流し（古典的には第1肋軟骨とされていた），上大静脈となり下行し，胸骨のすぐ外側の右第3〜5肋軟骨のレベルで右心房に流入する（**表3.3**）．肺動脈幹は肺動脈弁から起始して上行し（**表3.4**），胸骨角を通る横断面の下方2〜3cm未満で分岐する．

表3.4　心臓の弁の体表指標と聴診位置

大動脈と肺動脈は，それぞれの弁の体表指標の上方を走る．大動脈は右胸肋関節の高さを，また肺動脈幹は第2肋間隙の高さを通過する．

弁（長さ）	聴診部位	弁の位置
肺動脈弁 (2.5 cm)	胸骨のすぐ外側の左第2肋間	左第3肋軟骨胸骨側の背側から右側に水平に移動
大動脈弁 (2.5 cm)	胸骨のすぐ外側の右第2肋間	左第3肋間の胸骨側の右で下方に傾く
二尖弁（僧帽弁） (3 cm)	鎖骨中線上の左第5肋間（心尖部）	左第4肋間関節の右で下方に大きく傾く
三尖弁(4 cm)	胸骨のすぐ外側の第4/5肋間	第4肋間隙レベルの正中の右で下方に大きく傾く

表3.5　胸骨角を通る横断面と胸郭の構造と臓器の位置関係
**　　　　（生体のCT画像データに基づく）**

構造/ 横断面	胸骨角を通る横断面からの距離（範囲）； 椎体レベル（範囲）	図
第2肋軟骨	胸骨角を通る横断面，胸骨柄結合のすぐ外側	**図3.1**
上縦隔と下縦隔を境界する水平断面	胸骨角を通る横断面，後方では脊柱と通常第4胸椎，第4/5椎体板，あるいは第5胸椎上半部を水平に通過（最大範囲で第2胸椎下半部〜第6胸椎下半部）	**図3.9**
大動脈弓の凹面	胸骨角を通る横断面下方〜1 cm（上方〜3 cmから下方〜5 cm） 椎体レベル：第5胸椎（第3胸椎下半部〜第6胸椎下半部）	**図3.16〜** **図3.19**
奇静脈の上大静脈流入部	胸骨角を通る横断面の尾側〜2 cm（下方0〜6 cm） 椎体レベル：第5胸椎（第4胸椎上半部〜第7胸椎上半部）	
肺動脈幹の分岐部	胸骨角を通る横断面の下方〜3 cm（下方0〜6 cm） 椎体レベル：第6胸椎（第4/5椎間板〜第7/8椎間板）	**図3.13,** **図3.16〜** **図3.18,** **図3.20**
気管分岐部	胸骨角を通る横断面の下方〜3 cm（胸骨角を通る横断面から8 cm下方まで） 椎体レベル：第6胸椎（第4胸椎下半部〜第7胸椎下半部）	
「上半部」「下半部」は，椎体の「上半部」「下半部」を示す．		

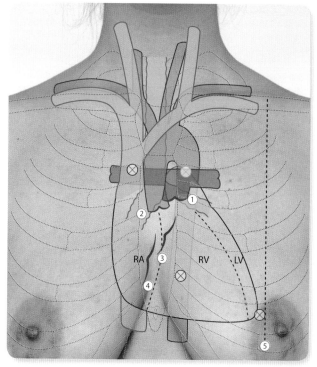

図3.19　心臓の弁と聴診部位の体表指標
①肺動脈弁，②大動脈弁，③二尖弁（僧帽弁），④三尖弁，⑤鎖骨中線
弁の聴診部位：⊗大動脈弁，◯肺動脈弁，⊗三尖弁，⊗二尖弁（僧帽弁）

心臓の弁と聴診部位

心臓の弁は通常，ほぼ胸骨の後方に位置する（**図3.19**）．心音は，弁の閉鎖および血流に影響を与える病的状態によって起こる．心音は血流が向かう方向でよく聴取されるため，聴診部位は弁の体表位置とは異なる（**表3.4**）．大動脈および肺動脈幹の起始領域はそれぞれ

> ### Clinical Insight
>
> 心臓の弁と血流は超音波を用いることで可視化できる．必要な視野に応じて，プローブは胸骨傍部，心尖部，肋骨下部あるいは頸切痕（胸骨上切痕）から大血管を描出するために当てられる．

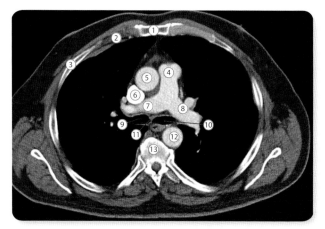

図3.20　胸骨角を通る横断面の下方3cmのCT横断像
①胸骨体，②第2肋間隙，③第3肋骨，④肺動脈幹分岐部（ほぼ水平の位置であることに留意），⑤上行大動脈，⑥上大静脈，⑦右肺動脈，⑧左肺動脈，⑨右主気管支，⑩左主気管支，⑪気管分岐部，⑫下行大動脈，⑬第6胸椎上部

の弁から上方に向かって走行しており，弁から垂直に走る2つの平行な線として描くことができる．

胸骨角とそれを通る横断面

　胸骨角（Louis角）は，胸骨体と胸骨柄の間の胸骨柄結合に位置する（**図3.1**）．胸骨角は頸切痕（胸骨上切痕）の約5cm尾側に触知され，男性においてより顕著に認識される．

　患者の診察や画像診断において，胸骨角は胸壁の構造，胸椎および胸腔内臓器の有用な指標あるいは基準点となる．従来は，胸骨角は大動脈弓部の起始，肺動脈幹と気管分岐部の上限の指標と考えられていたが，CT画像では，ある特定の胸腔内臓器は胸骨角を通る横断面の下方〜3cmに位置しており（**図3.20**），変動性が明らかとなった（**表3.5**）．胸骨角を通る横断面は通常，脊柱の第4胸椎から第5胸椎の上方（第2胸椎下方〜第6胸椎下方の範囲）を横切る（**図3.9**）．しばしば女性では男性よりも高位である．

上　肢

　上肢は上腕，前腕，手で構成される．近位は上肢帯と肩関節で連結している．上肢帯は，肩甲骨，鎖骨と関連する筋で構成されるが，胸壁の外表面と胸骨に対し可動性をもった連結として働く．前腕においては，内側と外側という用語はそれぞれ尺側と橈側と同義である．

コンパートメント

　強固な深い筋膜が肢を囲み，筋間中隔を介して骨に連結し，コンパートメントを形成する（**表4.1**）．中隔は下部に位置する骨への外科的進入面を提供しうる．出血や感染によるコンパートメント内圧の上昇（コンパートメント症候群）は，肢の痛み，様々なレベルの異常な蒼白さ，拍動消失，感覚異常，麻痺で特徴づけられる．

4.1　上肢帯，肩，上腕

骨，関節，靱帯

肩甲骨

　肩甲骨は第2～7胸椎の棘間の，胸壁上後方かつ側方に位置し

表4.1　**上肢の筋膜とコンパートメント**

部位	筋膜	コンパートメントと中隔の体表指標
上腕	上腕	前方と後方；上腕二頭筋と上腕三頭筋の間に中隔が位置する
前腕	前腕	前方と後方；尺骨後方縁と腕橈骨筋の内側縁に中隔が位置する

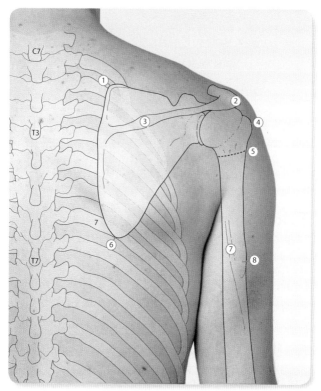

図4.1 上肢帯と肩，上腕の後面像
①肩甲骨の上角，②肩峰角，③肩甲骨の三角筋結節，④大結節，⑤上腕骨外科頸(赤線)，⑥下角，⑦上腕骨の橈骨神経溝，⑧三角筋粗面

ている（**図4.1**，**図4.2**）．いくつかの辺縁と突起が触知可能である．

- 烏口突起は骨性隆起であり，鎖骨外側1/3から2cm下方に筋を介して触知可能である．上腕骨小結節に対するインピンジメントで局所的な圧痛を起こしうる．
- 肩峰は肩の上方かつ烏口突起外側に位置する骨の棚である．特殊な形の肩峰角を経て後方の肩甲棘と連結する．
- 肩甲棘は上外側に傾斜する骨性隆起で，肩甲骨の後方に位置する．肩甲棘内側は第3胸椎の棘突起高位に位置する．

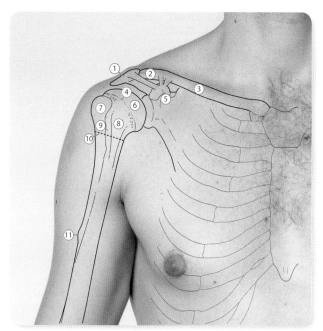

図4.2 上肢帯と肩，上腕の前面像
①肩峰，②肩鎖関節，③鎖骨，④上腕骨解剖頸，⑤烏口突起，⑥上腕骨頭関節面，⑦大結節，⑧小結節，⑨結節間溝，⑩上腕骨外科頸，⑪三角筋結節

- 三角筋結節は肩甲棘の内側部にある骨性隆起であり，三角筋付着の内側縁を示す.
- 下角は触知可能で視認できる. 内側に聴診三角がある（**図4.5**，図5.13参照）.

上腕骨

　上腕骨近位のいくつかの部分は，深部の触診で同定できる（**図4.2**）. 上腕骨頭は通常は触知できないが，肩関節前方脱臼が起こると肩峰の内下方に触知できるようになる.

- 外科頸は肩峰下5cmに位置する. また，上腕骨頭の遠位で三角筋を介して触知可能であり，上腕回旋動静脈と腋窩神経の走行する高位から通常2±1cm（平均±SD；範囲1〜4cm）の範

表4.2　上肢の腕神経叢の主要な枝

データは平均±SD（**図4.7**，**図4.8**参照）．

神経	体表指標/走行
正中	上肢の上腕動脈と併走し，近位ではその外側，遠位では内側に位置する
橈骨	上腕骨（橈骨）神経溝周囲の2±1cm以内を走行する．肩峰から上腕遠位顆間に向かう線の47±3%（40〜50%）から60±3%（55〜70%）まで神経溝を走行し，70±5%（60〜85%）の部位で上腕の前方に進入する
尺骨	上腕内側遠位を通過し，上腕動脈の後方と上腕三頭筋の前方を通過する．遠位は内側上顆の後方を通過し，そこで硬い索状物として触れたり，損傷したりしうる．内側上顆と肘頭の間の溝から2cm近位で麻酔することができる
腋窩	上腕近位の後外側を走行し，上腕骨外科頸の2±1cm以内に位置する．最もよい指標は，肩峰後方の辺縁より5±0.5cm（4〜5.5cm）下方と，また肩峰前方から6±0.5cm（5〜7cm）の部位である．筋肉注射や肩関節外側アプローチの際に回避しなくてはならない
筋皮	上腕二頭筋の下方深部を走行し，肘から2cm近位の外側縁から現れる．上腕骨前方アプローチの際に同定しておく必要がある

　囲内に位置する．肩の手術や三角筋注射の際には，両構造物を避けなければならない．外科頸の骨折は，腋窩神経を損傷しうる．

- 橈骨神経溝は後方の上腕骨骨幹部を外下方に走行し，橈骨神経（**表4.2**，**図4.7**，**図4.8**）と上腕深動脈の位置のおおよその指標となる．橈骨神経溝は，長さが6.5cmで（三角筋結節を中心として），内側上顆から17〜20cm近位の内側から始まり，外側上顆から11〜13cm近位の外側まで走行する．
- 小結節は上腕骨近位の前内側表面に位置する．烏口突起の外側に，三角筋を介して触知可能である．
- 結節間溝（二頭筋溝）は垂直に走行し，肩峰の前外側縁の下方に位置する．肩を内旋させて小結節を触知すると同定しやすい．この部位の疼痛・圧痛は上腕二頭筋腱炎を示す．溝への注射部位は肩峰の前外側縁の2〜3cm下方である．
- 大結節は上腕骨近位の最も外側に位置する骨性隆起で，肩峰の外下方に触知される．この部位の圧痛は腱板の損傷を表す．

鎖 骨

　鎖骨外側1/3は扁平であり，一方，内側2/3は円形である．内側は胸骨柄(p80参照)に，外側は肩峰に連結する．肩鎖関節は脱臼や炎症を起こしうる．関節注射は上方からも前方からも可能である．肩峰外側から内側2〜3cmの部位に矢状方向の縁として関節を触れることができ，肩の外旋によって関節腔が開く．

> **Clinical Insight**
>
> 鎖骨骨折の好発部位
> ：中央1/3＞外側1/3＞内側1/3

肩関節

　肩関節腔は肩峰と烏口肩峰靱帯の下にあり，烏口突起の3cm下方まで拡がるが，烏口突起自体も関節を覆っている(**図4.3**，**図4.4**)．関節腔の位置を知ることは，関節穿刺や注射を容易にする．針は，触知される烏口突起の下に挿入して上外側方向に向けるか，肩峰角の2cm内下方に挿入して烏口突起方向へ向けるかで，刺入可能である．

靱 帯

　いくつかの強力な靱帯が鎖骨と肩甲骨を連結している(**図4.3**)．いくつかは，靱帯付着部の間で深部に触れることができ，外傷または過度の摩耗によって損傷し，破綻しやすい．

- **肋鎖靱帯**は鎖骨内側を第一肋軟骨と連結させる．これはより内側においた鎖骨下静脈カテーテルを圧迫するかもしれないので，その穿刺は靱帯より外側で行うことが推奨される．
- 菱形靱帯と円錐靱帯で構成される**烏口鎖骨靱帯**は，鎖骨遠位からそれぞれ3cmと4.5cmの部位から烏口突起にかけて結合する．破綻はしばしば肩鎖関節脱臼に付随して起こる．鎖骨外側1/3骨折は，烏口鎖骨靱帯に関連するNeer分類によって分けられる．TypeⅠは骨折部位が靱帯の外側で，TypeⅡaは靱帯の内側でTypeⅡbは菱形靱帯と円錐靱帯の間が骨折部位である．
- **烏口肩峰靱帯**は烏口突起と肩峰を連結し烏口肩峰アーチを形成する．このアーチは三角筋を介して触知可能であり，インピンジメントまたは棘上筋や肩峰下滑液包の摩耗を呈する．

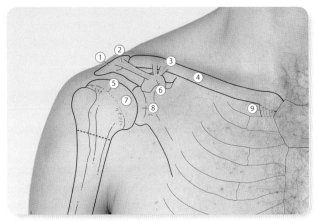

図4.3　肩関節と上肢帯前方の靱帯
①肩峰，②烏口肩峰靱帯，③烏口鎖骨靱帯（菱形靱帯と円錐靱帯），④鎖骨，⑤上腕骨解剖頸，⑥烏口突起，⑦上腕骨頭，⑧関節窩，⑨肋鎖靱帯

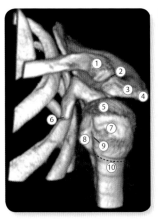

図4.4　肩前方の3D-CT
①鎖骨，②肩鎖関節，③肩峰，④肩峰角，⑤上腕骨頭，⑥烏口突起，⑦大結節，⑧小結節，⑨結節間溝（二頭筋溝），⑩外科頸（赤線）

筋，腱，部位

肩の筋

●**回旋腱板筋**　これらは肩関節を支持している．腱板は肩甲骨と近位上腕骨の間を通過する4つの筋で構成される（**図4.5**）．これらの筋はしばしば損傷するため，その位置と脆弱な部位を知って

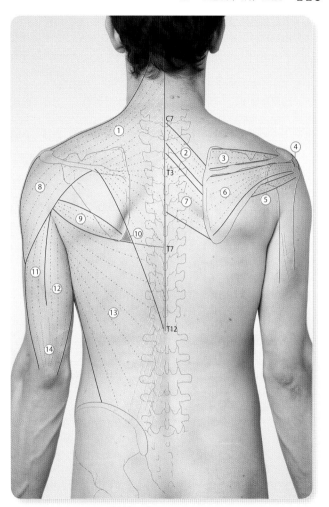

図4.5 肩甲骨と肩，回旋腱板の筋
①僧帽筋，②小菱形筋，③棘上筋，④棘上筋腱，⑤小円筋，⑥棘下筋，⑦大菱形筋，⑧三角筋，⑨大円筋，⑩聴診三角（オレンジ部），⑪上腕三頭筋外側頭，⑫上腕三頭筋長頭，⑬広背筋，⑭上腕三頭筋腱

おくと肩痛の原因診断に役立つ.

- 棘上筋は肩甲棘の上方にあり，烏口肩峰アーチの下を横切り大結節上面に付着する．回旋筋の中では最もよく損傷する筋である.
- 棘下筋は肩甲棘の下方にあり，大結節の後上方面に付着する.
- 小円筋は肩甲骨の外側縁または肩甲骨から起始し，大結節の後下方面まで走行する.
- 肩甲下筋は肩甲骨前面から起始するので，小結節付着部のみ触知可能である.

　棘上筋は烏口肩峰アーチから肩峰下滑液包で隔てられている．どちらも肩痛に至るインピンジメントと摩耗を呈しやすく，またその肩痛は肩峰上腕溝の触知で悪化する．滑液包炎はステロイド注射で治療できる．針は肩峰外側の中央から2cm下に刺入して，肩峰の傾斜に沿って前内側に3〜5cm向ける.

◉**大円筋**　下角と肩甲骨外側縁から腋窩に対して上外側に向かって走行するように触知する．後腋窩ひだを形成する.

◉**三角筋**　肩甲棘，肩峰，鎖骨外側に付着し，上腕骨外側中央にある三角筋結節に筋線維が収束する．肩を覆って丸い輪郭にするが，肩関節の脱臼や腋窩神経損傷で輪郭が崩れる.

背部の表層外在筋

◉**僧帽筋**　大きく平坦で三角形の形状をしている背部と頸部の筋である．頭蓋後面，項靱帯，胸椎棘突起から肩甲棘，肩峰，鎖骨外1/3に向かって走行する．筋の自由縁である上縁は，後頸部の下外側で視認・触知可能である.

◉**広背筋**　大きく平坦で背部の表面にある筋で，下部の6つの胸椎と肋骨，胸腰筋膜と腸骨稜に付着し，上腕骨小結節へ向かって走行する．外側縁は後腋窩ひだを形成し(p89参照)，下方は腸骨稜へ繋がる.

◉**小菱形筋，大菱形筋**　僧帽筋の深部に位置し，第7頸椎〜第1胸椎棘突起から(小菱形筋)と第2〜5胸椎棘突起から(大菱形筋)，肩甲骨内側縁に向かって走行する．肩甲骨の後退で収縮した菱形筋群が触れるようになる.

上腕筋群

◉**上腕三頭筋**　後方に位置している(**図4.5**)．外側頭は上腕の上外側に位置し，長頭は上内側に位置する．双方とも三角筋の深部

を走行する．内側頭と外側頭は上腕骨骨幹の後方において，それぞれ橈骨神経溝の内下方と外上方に付着する．橈骨神経は，内側頭と外側頭を分ける指標となりうる．3つの頭は遠位部では広い上腕三頭筋腱に収束し，尺骨肘頭に付着し，触知できる．腱を叩いて第7・8頸神経反射をテストする．

●**上腕二頭筋**　上腕前面の丸い筋腹を形成する（**図4.6**）．短頭腱は烏口突起から起始し，長頭腱は結節間溝を通過するため，その部位で摩耗したり有痛性の炎症を起こしたりすることがある．その後の腱断裂により上腕遠位に筋が寄り集まる（ポパイ変形）．遠位では二頭筋腱と腱膜は肘窩を通る．腱を叩いて第5・6頸神経反射をテストする．

●**鎖骨下窩／三角筋胸筋三角**　鎖骨下窩は，三角筋胸筋三角を覆う皮膚上にあるくぼみで，鎖骨の三角筋付着部と大胸筋付着部の間に位置しており，鎖骨の外側1/3と中央との境にある．この部位は，

- 三角筋胸筋溝の上方である．
- 三角筋胸筋リンパ節と橈側皮静脈がある．
- 鎖骨下静脈カテーテルの穿刺部位である（中心静脈ライン）．

神経，血管

神　経
●**腕神経叢とその枝**　腕神経叢（第5頸神経〜第1胸神経）は上腕と上肢帯を支配している．神経叢は鎖骨下動脈（図2.33参照）の後ろを通って頸部を通過し，腋窩動脈を包みこむ（それが指標となる），上肢に入っていく．神経幹は後方三角の基部または底部に位置し，その分岐は鎖骨の内側1/3後方を通過し，神経束は烏口突起の下内側の小胸筋の深部にある．主な分枝は腋窩部位（**表4.2**，**図4.7**，**図4.8**）で分かれ，上肢への様々な手技で損傷する危険がある（**表4.3**）．

動　脈
鎖骨下動脈とその枝は上肢を栄養する（**図4.7**）．血管の位置を知っていることは末梢脈拍の検査，動脈血採取，近接する神経の指標に役立ち，外科的手技や静脈穿刺の際に損傷を最小限に抑える手助けとなる．

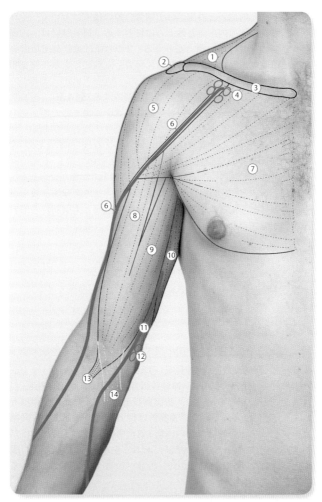

図4.6　前上肢帯と上腕筋
①僧帽筋，②肩峰，③鎖骨，④三角筋胸筋リンパ節と橈側皮静脈を含む鎖骨下窩，⑤三角筋，⑥橈側皮静脈，⑦大胸筋，⑧上腕二頭筋長頭，⑨上腕二頭筋短頭，⑩上腕三頭筋長頭，⑪尺側皮静脈，⑫肘リンパ節，⑬上腕二頭筋腱，⑭上腕二頭筋腱膜

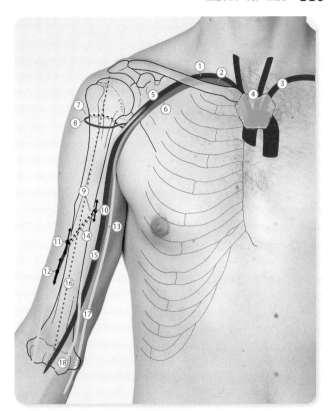

図4.7 腋窩と上腕の主要な神経血管

①右鎖骨下動脈, ②右鎖骨下静脈, ③左鎖骨下動脈, ④腕頭動脈, ⑤腋窩動脈と腕神経叢のおおよその位置, ⑥腋窩静脈, ⑦上腕骨外科頸付近の腋窩神経(黒の破線), ⑧上腕回旋動脈, ⑨橈骨神経らせん溝(黒の破線)付近の橈骨神経, ⑩らせん溝入口部(平均±SD：47±3％；黒矢印), ⑪らせん溝出口部(平均±SD：60±3％；黒矢印), ⑫前腕への入口部(⑯の下部, 平均±SD：70±5％；黒矢印), ⑬上腕静脈, ⑭上腕深動脈, ⑮上腕動脈, ⑯肩峰−上腕顆間線, ⑰尺骨神経, ⑩正中神経

- 鎖骨下動脈は胸鎖関節の後方から上外側にカーブし, 鎖骨中央1/3の後方を通過する. 鎖骨上窩三角で胸鎖乳突筋の外側に拍動を触知できるが, 同部位は鎖骨下静脈穿刺の際に動脈を損傷する危険がある場所である.

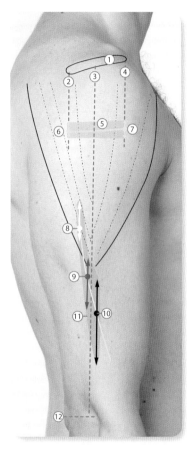

図4.8 骨指標に対する腋窩神経と橈骨神経の位置
①肩峰, ②肩峰後縁線, ③肩峰–上腕顆間線, ④肩峰前縁線, ⑤腋窩神経(灰色の範囲), ⑥～⑦腋窩神経の位置と範囲(矢印);⑥肩峰後縁線から(平均±SD：5±0.5 cm, 範囲：4.0～5.5 cm), ⑦肩峰前縁線から(平均±SD：6±0.5 cm, 範囲：5～7 cm), ⑧～⑩橈骨神経の③からの位置と範囲(矢印);⑧らせん溝入口部～47％(範囲：40～50％;白矢印), ⑨らせん溝出口部～60％(範囲：55～70％;青矢印), ⑩外側筋間中隔～70％(範囲：60～85％;黒矢印), ⑪橈骨神経(青灰色の範囲), ⑫上腕中間上顆線

- 腋窩動脈は第一肋骨の外側で鎖骨下動脈と連続し, 鎖骨中央から腋窩を通ってカーブし, 大胸筋と上腕二頭筋短頭の間の交点の後方に向かう. 腋窩ひだの間で上腕骨に向かって脈拍を触知することができる.
- 上腕回旋動脈は肩峰の下5 cmの部位で腋窩動脈から起始し, 上腕骨外科頸を通過する. 血管と腋窩神経は, 肩関節外側アプローチと筋肉注射の際に特定し, 回避しなくてはならない.

表4.3　日常診療の手技における上肢神経損傷の好発部位

神経	部位	手技
腋窩	三角筋	筋肉注射
正中	肘窩	静脈穿刺（尺側または肘正中）
	手根管	ステロイド注射
橈骨	肘関節（二頭筋と腕橈骨筋の溝）	静脈穿刺（橈側皮静脈）
橈骨浅枝	嗅ぎタバコ窩	静脈穿刺（橈側皮静脈）
尺骨	内側上顆	ステロイド注射
外側または内側前腕皮神経	肘窩	静脈穿刺

- 上腕動脈は大円筋の下縁（後腋窩ひだ）で腋窩動脈から連続している．上腕二頭筋と三頭筋の間の溝を下方に通過し，上腕骨内側近くに位置するので同部位で脈を触知できる．遠位では上腕骨内側上顆稜と内側上顆の前方にある．
- 上腕深動脈は広背筋（後腋窩ひだ）の直下で分かれ，橈骨神経と近接しながら上腕骨らせん（橈骨神経）溝に沿ってカーブする（**表4.3**，**図4.7**，**図4.8**）．

静　脈

●深部静脈　鎖骨下静脈と腋窩静脈は個々の動脈と同様の場所を走行する（**図4.7**，**図4.9**）．鎖骨下静脈は動脈の前方を走行する．腋窩静脈は近位では動脈の前下方に位置するが，遠位では前内側となる．そのため，鎖骨下動脈は鎖骨下静脈穿刺の際に損傷する危険がある．

●表在静脈　上腕の表在静脈の主なものとしては橈側皮静脈と尺側皮静脈がある（**図4.9**）．双方とも前腕の内側または外側皮神経と併走するので，静脈穿刺や静脈切開の際に損傷する恐れがある．

- 橈側皮静脈は上腕二頭筋外側の溝から近位に向かい，三角筋胸筋溝を鎖骨下窩に向かって走行する．
- 尺側皮静脈は上腕二頭筋内側の溝から近位に向かう．上腕中央の高さでは深く後腋窩ひだの下縁を走行し，上腕静脈に合流して腋窩静脈となる．

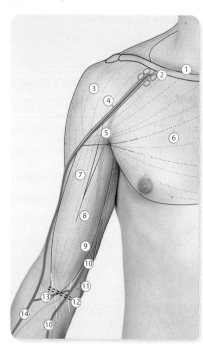

図4.9　**上腕と肩の範囲の表在静脈，深部静脈とリンパ節**
①鎖骨下静脈，②三角筋胸筋三角とリンパ節を示す鎖骨下窩，③三角筋，④三角筋胸筋溝の橈側皮静脈，⑤腋窩静脈(深部)，⑥大胸筋，⑦上腕二頭筋長頭，⑧上腕二頭筋短頭，⑨上腕静脈(深部)，⑩尺側皮静脈，⑪肘リンパ節，⑫**図4.14**の超音波画像のプローブの位置(黒の破線)，⑬肘正中皮静脈，⑭橈側皮静脈

4.2　肘，肘窩，前腕

骨，関節，靱帯

　肘における正常の構造と骨のアライメントの知識は，関節ライン，注射部位，神経の位置の特定と脱臼や骨折の診断に役立つ(**図4.10**，**図4.11**)．

上腕骨

　遠位上腕骨幹の3つの構造は容易に触知できる．
- **内側上顆**は肘内側の骨性隆起である．局在痛や圧痛は共通屈筋腱の疾病を示唆する(ゴルフ肘)．尺骨神経は後方に位置し，骨折時や不良肢位によって損傷しうる．
- **外側上顆**は肘後外側の骨性隆起であり，前腕伸筋群の後ろにあ

図4.10 肘関節：前面像
①上腕骨骨幹，②外側上顆，③小頭，④滑車，⑤内側上顆，⑥内側側副靱帯，⑦外側側副靱帯，⑧橈骨頭，⑨肘関節のライン（赤線），⑩尺骨，⑪橈骨粗面

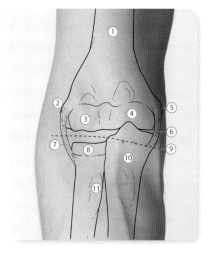

図4.11 肘関節：後面像
①上腕骨骨幹，②内側上顆，③肘三角の辺縁（青線），④外側上顆，⑤内側側副靱帯，⑥肘頭，⑦外側側副靱帯，⑧橈骨を取り巻く輪状靱帯，⑨橈骨頭，⑩尺骨後方縁，⑪橈骨骨幹，⊗肘伸展位では両上顆と肘頭は水平に並ぶ，⊗前腕伸筋群

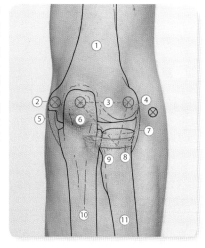

　る．局在痛や圧痛は共通伸筋腱の疾病を示唆する（テニス肘）．
- 小頭は外側上顆の内側に位置し，橈骨頭と下方で関節を作る．

尺　骨

　尺骨の肘頭突起は上腕骨顆間にある肘後方の骨の隆起として現

れる. 肘頭は過伸展した上肢の上に転倒したときに上腕三頭筋によって裂離され, 転位した肘頭骨折は内側の尺骨神経を損傷する危険がある. 尺骨の後方縁は, 肘頭から手関節内側の尺骨頭まで, 全体的に触知しうる.

◉局所的なアライメント

肘頭先端は通常, 完全伸展位では上腕骨上顆と一直線になり, 90°屈曲位では上腕骨上顆と二等辺三角形を形成する. このアライメントが変化すると骨折や脱臼を示唆する.

> **Clinical Insight**
>
> 肘頭は皮下滑液包で覆われているが, 肘頭下滑液包炎では有痛性に炎症を起こしたりひどく腫れたりすることがある.

橈 骨

橈骨頭は肘頭と前腕伸筋群との間の, 肘後面のくぼみの部分を占める. 橈骨頭や頸部の骨折は, 近くの後骨間神経に損傷を与える危険がある. 近位の橈骨骨幹部は筋で覆われ触知できない. 橈骨骨幹部の遠位と外側, 後面は触知できる. 腕橈関節の水平溝は橈骨骨頭の近位で触知できる.

関 節

◉肘 肘関節は上腕骨と尺骨, 橈骨で作られている関節である (**図4.10**, **図4.11**). 水平腕橈関節線は外側上顆の2cm下方にあり, 橈骨頭と上腕骨小頭の間にくぼみとして触れる. 腕尺関節線は内下方に傾斜し, 腕橈関節線から内側上顆の2.5cm下方の点に向かう.

肘三角は肘関節穿刺や注射に用いられる部位である. 三角は上腕骨外側上顆, 尺骨肘頭, 橈骨頭で形成され, 肘筋で覆われる (**図4.12**).

◉上橈尺関節 橈骨頭と尺骨の間で形成される近位の関節で, 橈骨頭の内側で触知できる. 橈骨頭は輪状靱帯で位置を保つ. 小児の上肢を過度に引っ張ると関節が亜脱臼し, 正しいアライメントが喪失する (肘内障).

靱 帯

肘と橈尺関節は付着部で触知できる強力な靱帯で支持されている.

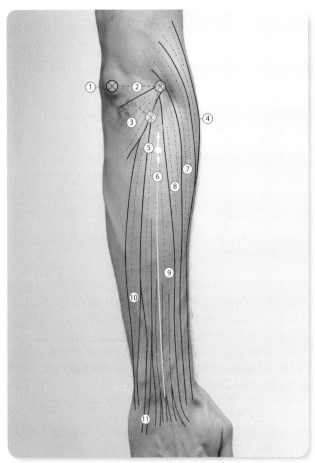

図4.12　前腕後面の浅伸筋群と後骨間神経(橈骨神経深枝)
①内側上顆，②肘三角の境界(青の点線)，③肘筋，④腕橈骨筋，⑤橈骨頸
部周囲を曲がる後骨間神経(平均：橈骨頭遠位2.5 cm，範囲：1〜3.5 cm；
白矢印)，⑥橈骨頭から伸筋第4区画への線に沿った後骨間神経の走行，⑦
長橈側手根伸筋，⑧短橈側手根伸筋，⑨総指伸筋と示指伸筋，⑩尺側手根
伸筋，⑪小指伸筋，⊗肘頭，⊗外側上顆，⊗橈骨頭

表4.4　前腕の共通伸筋腱の筋

筋	体表指標/走行
尺側手根伸筋	遠位は尺骨頭と茎状突起の内側に向かう
小指伸筋	遠位は尺骨頭の後面を通過し，第5指に向かう
総指伸筋	前腕背側中央を通過し，手関節中央に向かう
短橈側手根伸筋	遠位は背側橈骨隆起の外側を通過し，第3中手骨基部に向かう

- 外側（橈側）側副靱帯は外側上顆と橈骨輪状靱帯を連結する．
- 内側（尺側）側副靱帯は幅広く，内側上顆と尺骨近位を連結する．

筋，腱，部位

　前腕の筋と腱は肘，手関節，指で働き，下を走行する神経血管構造のよい指標となる．

伸筋群

　浅伸筋群は外側上顆で共通腱から起こる（**図4.12**，**表4.4**）．この部位の疼痛や圧痛は腱炎を示唆する（テニス肘）．

◉**短母指伸筋と長母指外転筋**　これらは前腕中央後面を第一中手骨基部に向かい外下方に走行する．双方の腱は，橈骨茎状突起から5 cm近位の部分で短・長橈側手根伸筋の腱を横切るところで触知できる（**図4.23**）．

◉**肘筋**　外側上顆から肘の後面を肘頭外側に向かう．肘穿刺部である肘三角を覆う．

◉**長橈側手根伸筋**　短橈側手根伸筋と並走し，外側上顆の直上から遠位は第二中手骨基部に向かう．

屈　筋

　浅屈筋群は上腕骨内側上顆から共通の腱で起始する（**図4.13**，**表4.5**）．局所痛や圧痛，特に腱を触っただけで起きるときは，腱炎（ゴルフ肘）を示唆するが，上顆へのステロイド注射で治療できる．他の屈筋を含む．

◉**深指屈筋**　橈骨から手関節中央の下方に向かい，浅指屈筋に覆われる．

◉**腕橈骨筋**　外側上顆縁から前腕の前外側を通過して遠位橈骨の

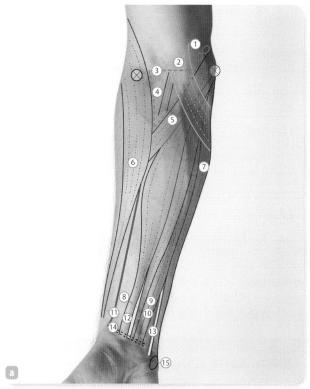

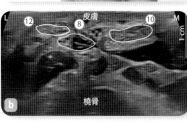

図4.13 肘窩と前腕の前面にある浅屈筋群と神経血管

①肘リンパ節，②上腕二頭筋腱膜，③肘窩辺縁（青の点線），④上腕二頭筋腱，⑤円回内筋，⑥腕橈骨筋，⑦尺側手根屈筋，⑧正中神経，⑨浅指屈筋，⑩長掌筋，⑪橈骨動脈，⑫橈側手根屈筋，⑬尺骨動脈と尺骨神経，⑭bの超音波画像のプローブの位置（黒の破線），⑮豆状骨，⊗外側上顆，⊗内側上顆，L：外側，M：内側

表4.5　前腕の共通屈筋腱の筋

筋	体表指標/走行
円回内筋	橈骨中央部を外下方に通過する．回内時に抵抗をかけた際に，最も筋を触知することができる
橈側手根屈筋	母指/母指手掌線の基部に向かい外下方に通過する．手関節外側に腱の隆起が触れる．橈骨動脈がこの腱のすぐ外側を走行する
尺側手根屈筋	豆状骨に向かって下行する．尺骨動脈と神経は，近位では筋の深部，遠位では外側を走行する
浅指屈筋	手関節中央を通過し，長掌筋と橈側手根屈筋深部を走行する．この腱は指屈曲/伸展時に触知することができる
長掌筋	浅指屈筋表面にある薄い筋である．遠位では正中神経のよい指標となり，神経は腱の深部または外側を走行する

外側縁に向かって走行する．回内外中間位で肘屈曲をさせ，それに抵抗をかけた際に，最も筋を見ることができる．腱を叩いて第5・6頸神経(橈骨神経)反射をテストする．

肘　窩

肘窩は肘前方にある三角形のくぼみである(図4.13)．境界は以下である．
• 外縁は腕橈骨筋
• 内縁は円回内筋
• 上縁は上腕骨の上顆間を結ぶ線
• 前方(屋根)は皮膚，浅筋膜，深在筋膜と上腕二頭筋腱膜
　肘窩は表4.6と図4.14に示す構造を含んだり関連したりしている．

神経，血管

動　脈

　上腕動脈は肘窩の上腕二頭筋腱膜深部でその腱の内側を通過する(図4.14，図4.15)．橈骨頭の高さで尺骨動脈と橈骨動脈に分岐する(両側の上腕骨上顆を通る線の遠位2cmの部位)．

表4.6 肘窩の内容・関連する物

構造	体表指標/走行
上腕二頭筋腱	肘窩中央を遠位に通過する．腱を叩いて第5・6頸神経反射を検査する
上腕動脈	上腕二頭筋腱の後内側にある．上腕二頭筋腱膜の深部に拍動が触れる．血圧測定時に聴診するところであり，静脈穿刺の際に危険なところである
正中神経	上腕動脈の内側にある．動脈拍動の内側の肘皮線より1～2cm近位でブロックしうる
橈骨神経	上腕二頭筋腱と腕橈骨筋の間の溝に位置し，上腕二頭筋腱の1cm外側にある．その溝の肘皮線より1～2cm近位でブロックしうる
上腕二頭筋腱膜	肘窩の屋根部分を上腕二頭筋内下方に横切る索状線維である．内側では鋭い辺縁を形成する．静脈穿刺の際に上腕動脈と正中神経を保護する
肘リンパ節	尺側皮静脈と内側上顆に近接している．手と前腕からのリンパを受ける．例えば蜂巣炎のような感染時に肥大する
橈側皮静脈	近位は肘窩外側を走行する
尺側皮静脈	近位は肘窩内側を走行する

- **尺骨動脈**は内下方を通過し，前腕を約1/3下ったところで尺側手根屈筋深部の尺骨神経と合流する．双方とも尺骨の線に沿って豆状骨の外側に向かって下行する．尺骨動脈は手関節，豆状骨と尺側手根屈筋外側でときおり触知できる．
- **橈骨動脈**は橈側手根屈筋と橈骨茎状突起の中間点に向かって，上腕二頭筋腱と合流しながら手関節に下外側を下行するが，その部位で容易に触知でき，またアクセスすることができる（血液ガス，動脈造影，血液透析時）．前腕の大部分では腕橈骨筋の深部にある．

> **Clinical Insight**
>
> 手の動脈の開存と相互接続をみるAllenテストでは，手関節で橈骨動脈と尺骨動脈を圧迫閉塞する．各々個別に解放して，手の血流の再灌流をみる．

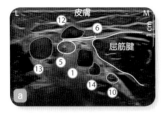

図4.14　肘窩と前腕の神経血管
①上腕動脈，②橈骨神経，③aの超音波画像のプローブの位置（黒の破線；**図4.9**参照），④橈骨神経浅枝と後枝の分岐部（平均±SD：外側上顆遠位1±3cm；白矢印），⑤上腕二頭筋腱，⑥上腕二頭筋腱膜，⑦尺骨神経，⑧橈骨神経浅枝，⑨尺骨動脈，⑩正中神経，⑪橈骨動脈，⊗外側上顆，⊗内側上顆，⊗橈側手根屈筋，⊗豆状骨と尺側手根屈筋腱（超音波所見のみ），⑫尺側皮静脈，⑬肘正中皮静脈，⑭上腕静脈，L：外側，M：内側

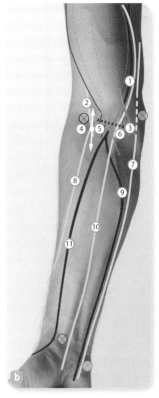

神　経

●**正中神経**　肘窩では上腕動脈の内側に沿い，前腕を手関節中央まで下行し，長掌筋腱のすぐ外側深部を走行する（**図4.13**，**図4.14**）．主に浅指屈筋の深部に位置する．肘窩または手関節において，特定の手技によって損傷する危険がある（**表4.3**）．手関節の貫通損傷は正中神経を傷害する可能性があり，神経の位置を知っておくことは手根管開放術における皮膚切開の選択の一助となる．

●**尺骨神経**　内側上顆から豆状骨外側に向かって前腕前方を下行する．近位では尺側手根屈筋の奥に，遠位では外側に位置する．

●**橈骨神経**　上腕二頭筋腱と腕橈骨筋の間の溝，上腕二頭筋腱か

ら1cm外側にある．この部位は，麻酔をかけることができる部位であり，また肘関節鏡下手術での関節への接近時または様々な手技の際に損傷する危険がある部位である（**表4.3**）．腕橈関節に近いところを通り，浅枝と深枝に分岐する（平均±SD：外側上顆遠位1±3cm）．

- **深枝（後骨間神経）**は橈骨頭から遠位平均2.5cm（範囲：1～3.5cm）で，橈骨頸部/骨幹外側で曲がり，橈骨骨折や橈尺関節脱臼，手術創で損傷する危険がある．橈骨頭から前腕後面を下行し，手関節の第4伸筋コンパートメントに向かっていく（**図4.12**）．

- **浅枝**は腕橈骨筋の遠位深部を通過し，前腕背外側である橈骨茎状突起近位8.5±1.5cm（平均±SD，範囲：6～10cm）の腕橈骨筋と長橈骨手根伸筋の間から浅い位置を走行し，橈骨茎状突起近位4～5cmで分岐する（**図4.21**）．この神経を麻酔すると，第1背側骨間筋と第1～3指の背側の皮膚を麻酔することができ，また近くの橈側皮静脈を穿刺するときに神経を損傷する危険がある（**図4.22**）．

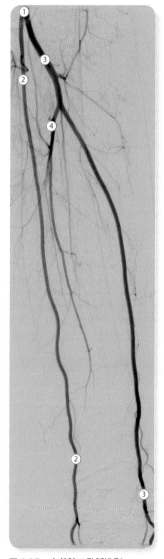

図4.15　**右前腕の動脈造影**
①上腕動脈，②橈骨動脈，③尺骨動脈，④総骨間動脈

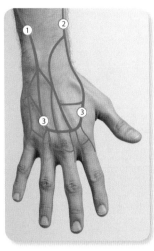

図4.16　手背静脈網
①尺側皮静脈，②橈側皮静脈，
③手背静脈網（アーチ）

Clinical Insight

　尺骨神経と橈骨神経の表層における皮枝は，特に第3区画と第4区画の間の手関節鏡ポータル作成時に損傷リスクがある（**図4.21**）．

表在静脈と皮神経

　上肢の表在静脈は手背静脈網から起こるが，手背静脈網は簡単にアクセス可能である（**図4.16**，**図4.17**）．いくつかの皮神経は表在静脈に近接して走行しているので，静脈穿刺の際に損傷する危険があることに注意する（**表4.7**）．局所的な皮神経も，肘の内外側手術アプローチの際に損傷する危険がある．

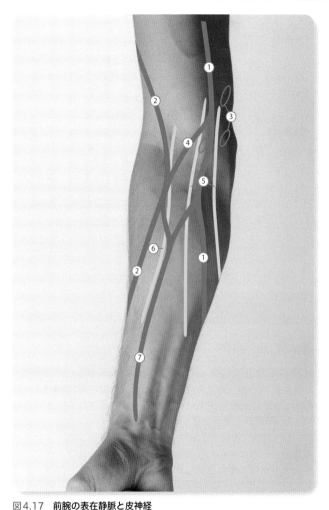

図4.17　前腕の表在静脈と皮神経
①尺側皮静脈，②橈側皮静脈，③肘窩リンパ節，④肘正中皮静脈，⑤内側前腕皮神経（前枝と後枝），⑥外側前腕皮神経，⑦内側前腕皮静脈

表4.7　上肢の表在静脈と皮神経

静脈	起始	体表指標と関連する神経
橈側皮静脈	手背静脈網外側	解剖学的嗅ぎタバコ窩を橈骨浅枝と並走する．前腕遠位の背外側を上行し，前方に移動して外側前腕皮神経とともに肘窩外側を通過する
尺側皮静脈	手背静脈網内側	前腕遠位の背内側を上行する．前方に移動し，内側前腕皮神経かその前枝か後枝とともに肘窩内側を通過する
肘正中皮静脈	外側上顆から5 cm遠位の橈側皮静脈	肘窩の上内側を通過し，内側上顆の高さで尺側皮静脈に合流する．静脈穿刺や切開時に広く使用される
内側前腕皮静脈	前腕前方の手掌静脈	前腕前方中央を上行し，肘正中皮静脈または尺側皮静脈に近位で合流する．前腕の外側皮神経と並走しうる

骨，関節，靱帯

尺骨と橈骨

●橈骨茎状突起　橈骨遠位の外側縁から突出する（**図4.18～図4.21**）．解剖学的嗅ぎタバコ窩の近位に触知される．橈骨背側（Lister）結節は第2指と第3指の指間上のラインにある，橈骨背側の骨性隆起である．手関節の伸筋コンパートメント，また手関節注射の指標となる．手関節過伸展での転倒は骨折をきたし橈骨遠位を背側に転位させるが（Colles骨折／ディナーフォーク変形），一方，屈曲した手関節の背側に転倒した場合は，橈骨を前方に転位させる（Smith骨折）．

●尺骨頭　丸い形をしていて手関節背内側に容易に触れる．尺骨茎状突起は遠位で尺骨頭の内側から突出している．橈骨茎状突起の先端は通常，尺骨茎状突起の1 cm遠位に位置している．この配置の変化は近位の骨折や脱臼を示唆する．

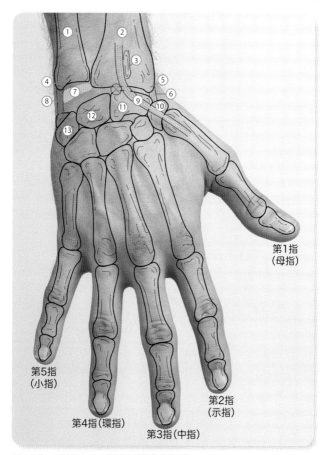

第1指
(母指)

第5指
(小指)

第4指(環指)

第3指(中指)

第2指
(示指)

図4.18　手関節と手の後面の骨解剖と靱帯
①尺骨，②橈骨，③橈骨背側(Lister)結節，④尺骨茎状突起，⑤橈骨茎状突起，⑥橈側側副靱帯，⑦関節円板(三角線維軟骨)，⑧尺側側副靱帯，⑨長母指伸筋腱，⑩大菱形骨，⑪舟状骨，⑫月状骨，⑬三角骨，⊗手関節(橈骨手根関節)注射と穿刺部位．指の数字的・用語的な名称を示した．

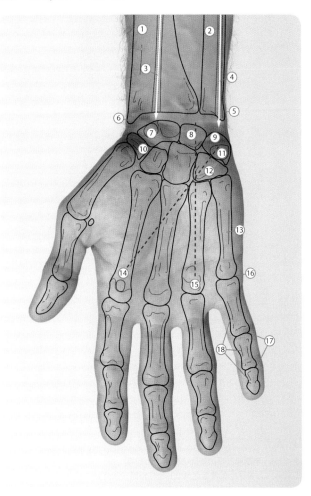

図4.19 手関節と手の前面の骨解剖と靱帯

①橈骨，②尺骨，③橈側手根屈筋腱の線（矢印），④尺側手根屈筋腱の線（矢印），⑤尺骨茎状突起，⑥橈骨茎状突起，⑦舟状骨結節，⑧月状骨，⑨三角骨，⑩大菱形骨結節，⑪豆状骨，⑫有鉤骨鉤，⑬第5中手骨，⑭示指－中手－豆状線と⑮環指－中手線の交点は有鉤骨鉤を示す，⑯第5中手指節関節，⑰第5指節間関節（近位と遠位），⑱第5指節骨（基節骨，中節骨と末節骨）

図4.20 手関節と手の前面の骨の 3D-CT(手根管)

①基節骨(第2指), ②第2中手指節関節, ③第2中手骨, ④第2中手骨基部, ⑤有鉤骨鉤, ⑥第1手根中手関節, ⑦大菱形骨結節, ⑧豆状骨, ⑨舟状骨結節, ⑩三角骨(手根管の底部), ⑪月状骨(手根管の底部), ⑫橈骨茎状突起, ⑬尺骨茎状突起

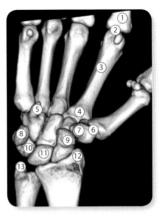

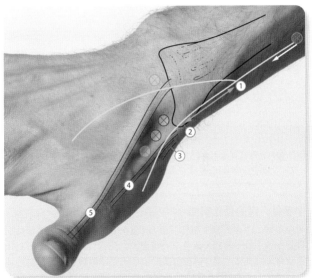

図4.21 解剖学的嗅ぎタバコ窩の境界と骨と橈骨神経浅枝

①橈骨茎状突起近位4〜5 cm(青矢印)の橈骨神経浅枝分岐, ②橈骨茎状突起, ③長母指外転筋腱, ④短母指伸筋腱, ⑤長母指伸筋腱, ⊗舟状骨, ⊗大菱形骨, ⊗第1中手骨基部, ⊗橈骨茎状突起から近位8.5±1.5 cm(範囲:6〜10 cm)(白矢印は神経の部位を示す)で腕橈骨筋と長橈側手根伸筋の間から橈骨神経浅枝が現れる, ⊗第3区画と第4区画の間にある手関節鏡のポータル部位

手関節

　手関節線は2つの手くび皮線(もしくは3つの皮線が存在しているときは，中央の皮線)の近位で示される．尺骨茎状突起と橈骨茎状突起のすぐ遠位で触知できる．橈骨背側結節のすぐ遠位内側で長母指伸筋腱の内側にある陥凹したスペースから，関節注射や穿刺を行うことができる．

◉**靱帯と三角線維軟骨複合体**　手くびを支持している2つの靱帯が，内外側の付着部で触知できる．触知による疼痛は損傷を示唆し，必要があればどちらも注射可能である．

- 橈側側副靱帯は橈骨茎状突起から，解剖学的嗅ぎタバコ窩の底部に沿って舟状骨に向かって走行する．
- 尺側側副靱帯は尺骨茎状突起から，三角骨に向かって走行する．手くびの三角線維軟骨(関節円板)は靱帯深部に位置し，損傷時には触ると圧痛や疼痛を生じる．

手根骨

　手根骨は手の近位にある(**図4.18～図4.20**)．いくつかは特定可能で，神経血管構造や手根管の天井を形成する屈筋支帯の指標として働く．手関節過伸展で転倒したときに手根骨を骨折する危険があることに注意する(**表4.8**)．

> **Clinical Insight**
>
> 　握りこぶしを作る際に，第2～4指の中節骨は舟状骨結節に向かう．このアライメントの変化は指の回旋転位を示唆する．

中手骨，指節骨と関節

◉**中手骨**　手の背側で触知できる(**図4.18**)．手根中手関節は手根骨と中手骨の基部で成り立っており，橈骨背側結節の2～3cm遠位線上にある．第1手根中手関節は解剖学的嗅ぎタバコ窩の遠位に触知しうる(**図4.21**)．過度の使用や変形性関節症で疼痛が出現する．第1手根中手関節腔に注射をするために，母指を屈曲し牽引する(引っ張る)ことで関節腔を拡げる．

◉**中手指節関節線**　手背側の伸筋腱の両側に触れる．丸い中手骨頭は指を曲げたときに指関節で触れる．関節は疼痛や炎症があるときに，内外側から注射可能である．

◉**指骨**　これらは手背側で触れる．各指骨の基部は指節間関節の

表4.8 **手の手根骨**

骨/突起	体表指標	関連
舟状骨	解剖学的嗅ぎタバコ窩の底部にあり, 橈骨茎状突起のすぐ遠位	圧痛/手関節背屈は骨折を示唆する
舟状骨結節	橈側手根屈筋が母指球筋に接するところの手掌	内側に正中神経がある. 屈筋支帯の付着部
大菱形骨結節	手掌, 舟状骨結節のすぐ遠位	屈筋支帯の付着部
豆状骨	手関節の前内側にある丸い骨. 遠位手くび皮線と尺側手根屈筋腱の線上にある	尺骨動脈と尺骨神経が外側にある. 屈筋支帯の付着部
有鉤骨鉤	手掌の豆状骨の2cm遠位で, 環指線上または示指 – 中手 – 豆状線と環指 – 中手線の交点で触れる(**図4.19**)	尺骨動脈と尺骨神経が内側にある. 尺骨神経の浅枝が前方を走り, また有鉤骨鉤の上で触れる. 屈筋支帯の付着部
三角骨	尺骨茎状突起のすぐ遠位の手関節内側に触れる	よく骨折する手根骨である

中で最も広い部分を形成する. 各関節線は指の内側と外側で最も広い部分の近位に触知できる. 指節間関節は内外側から注射可能である.

筋, 腱と局所

解剖学的嗅ぎタバコ窩

解剖学的嗅ぎタバコ窩は手くびの外側に位置するくぼんだ領域である(**図4.21**, **図4.22**). 手関節と母指を伸展した際に最もよく見ることができる. 嗅ぎタバコ窩は以下で区切られる.
- 前方は長母指外転筋腱(APL腱)と短母指伸筋腱(EPB腱)
- 後方は長母指伸筋腱(EPL腱)

嗅ぎタバコ窩の底部は骨が触れるが, 近位から遠位に向かって以下の骨で形成される.
- 橈骨茎状突起
- 舟状骨:嗅ぎタバコ窩の最深部にある
- 大菱形骨と第1手根中手関節

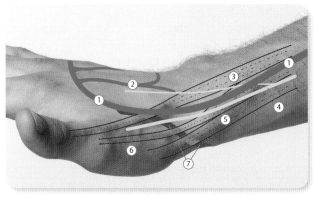

図4.22　解剖学的嗅ぎタバコ窩と神経血管系
①橈側皮静脈，②背側静脈網，③長母指伸筋腱，④橈骨神経浅枝，⑤長母指外転筋腱，⑥短母指伸筋腱，⑦橈骨動脈

- 第1中手骨基部
- ◉内容
- 橈骨動脈が嗅ぎタバコ窩の遠位底部に，すべての腱の深部に触れ，第1背側骨間筋の近位を通って手掌に入っていく．第1手根中手関節注射の際に，動脈を避けるように注意する必要がある．
- 橈側皮静脈は嗅ぎタバコ窩の中央近位を通過する．静脈は位置が比較的変わらないことから，しばしば穿刺に使用され，Houseman's（インターン）静脈といわれる．
- 橈骨神経浅枝は橈側皮静脈近くを走行し，手背側に至る．穿刺の際に損傷しやすい（**表4.3**）．損傷は，第1背側骨間筋の皮膚と外側3.5指の背面（第1〜3指と4指の外側半分）の疼痛，しびれや感覚異常を起こす．

> **Clinical Insight**
> ガングリオンとして知られる，表面平滑で丸い，圧痛のない腫れは手関節や手の腱上に生じる．それらは，短橈側手根伸筋腱上によく起こる．

手関節の伸筋コンパートメント

　伸筋腱は手関節を6個のコンパートメントに分かれて通過する（**図4.23**）．コンパートメントとその内容物の知識は，手関節痛

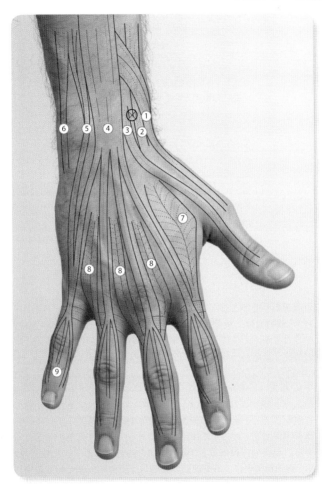

図4.23　手関節の伸筋コンパートメント
①長母指外転筋と短母指伸筋(第1コンパートメント), ②長短橈側手根伸筋(第2コンパートメント), ③長母指伸筋(第3コンパートメント), ④総指伸筋と示指伸筋(第4コンパートメント), ⑤小指伸筋(第5コンパートメント), ⑥尺側手根伸筋(第6コンパートメント), ⑦第1背側骨間筋, ⑧背側骨間筋, ⑨伸筋腱膜, ⊗橈骨背側結節

表4.9　手関節背側の伸筋コンパートメント

コンパートメント	体表指標と内容物
1	橈骨茎状突起の外側にある．長母指外転筋と短母指伸筋を含む．有痛性の腱滑膜炎は特発性(de Quervain)または過度の使用(携帯電話母指)で起こる
2	橈骨背側結節のすぐ外側にある．長橈側手根伸筋と短橈側手根伸筋が含まれ，第2中手骨と第3中手骨基部に向かって遠位へ通過していく
3	橈骨背側結節のすぐ内側にある．長母指伸筋が含まれるが，橈骨背側結節上で摩耗し断裂する
4	第3コンパートメントと尺骨頭の間にある．総指伸筋と示指伸筋が含まれ，指に向かって通過する
5	尺骨頭の背側面にある．小指伸筋が含まれる
6	尺骨頭と尺骨茎状突起の内側面にある．尺側手根伸筋が含まれるが，茎状突起上で摩耗し断裂する

の診断の手助けとなる(**表4.9**)．例えば，de Quervain(ドゥケルバン)腱鞘炎は，橈骨茎状突起上の第1コンパートメントの疼痛を起こすが，そこにステロイド注射を行うことで治療できる．注射部位はコンパートメントの2つの腱の間にある．

手の背側

●指伸筋腱　これらは第4・5伸筋コンパートメントから基節骨に向かって，平坦な形の伸筋腱膜に分かれていく．

●背側骨間筋　近接する中手骨間にある，縦走する筋の集まりである．母指の内転は第1背側骨間筋の隆起を起こす．尺骨神経/第1胸神経障害による骨間筋の萎縮は，指の内外転を弱くし中手骨間の溝(陥凹)をもたらす．

手掌側(腹側)手関節と手

●長掌筋　これは表面中央にある比較的薄い筋で，指の先端と母指を対立させ，手関節を少し屈曲させたときによく見られる(**図4.24**)．存在しないこともある．正中神経はこの腱の直下もしくはすぐ外側にあるので，手根管に手術で到達するときには腱の内側からアプローチする．

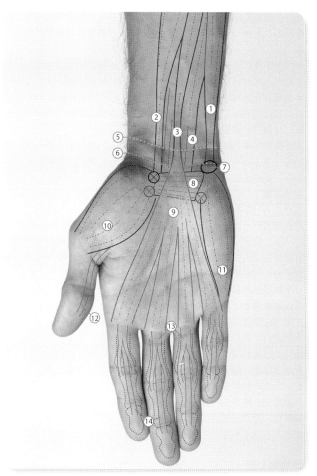

図4.24 手関節と手の前面の筋と骨の指標
①尺側手根屈筋, ②橈側手根屈筋, ③長掌筋, ④浅指屈筋, ⑤近位手くび皮線, ⑥遠位手くび皮線, ⑦豆状骨, ⑧屈筋支帯(横手根靱帯)手根管の屋根を形成する, ⑨手掌腱膜, ⑩母指球筋, ⑪小指球筋, ⑫長母指屈筋腱, ⑬浅指屈筋腱, ⑭深指屈筋腱, ⊗舟状骨結節, ⊗大菱形骨結節, ⊗有鈎骨鈎

●**尺側手根屈筋**　手関節内側を通過し豆状骨に付着し，同部で腱を見ることができ，触知可能である．尺骨動脈と神経が外側にある．

●**橈側手根屈筋**　手関節前面の最も外側の腱を構成し，母指手掌皮線の基部に付着する．橈骨動脈は外側に位置する．

●**浅指屈筋と深指屈筋**　橈側手根屈筋と尺側手根屈筋の間にあり，指に向かって手根管と手掌を抜ける．浅指屈筋は中節骨の側面に付着し，深指屈筋は末節骨の基部に付着する．

●**母指球と小指球**　それぞれ手掌の外側と内側にある筋の隆起である．双方とも，3つの筋，外転筋と対立筋の上にある屈筋とを含み，母指または第5指(小指)を動かす．

●**手根管**　U字型をした手根骨と屈筋支帯(横手根靱帯)の間に形成される(**図4.20**，**図4.24**，**図4.28**)．入り口は遠位手くび皮線の遠位0〜0.5 cmにあり，出口は遠位手くび皮線の遠位2.5〜3.5 cmに位置する．その屋根である屈筋支帯は，内側は豆状骨と有鈎骨鈎で，外側は舟状骨結節と大菱形骨結節で境界される．指屈筋腱と指屈筋総腱鞘，正中神経を含む．

　手根管症候群は正中神経を圧迫し，特に夜に悪化する外側の指の疼痛や細かい動きを困難にする母指球筋の萎縮と筋力低下を起こす．長掌筋の内側で遠位手くび皮線の1 cm近位のところから，手根管内に麻酔薬やステロイドの注射が可能である．針は環指に向けて皮膚に30°の角度で2 cm刺入する．

●**手掌腱膜**　線維性の腱膜は手掌を覆い，貫通損傷から手を保護し，手掌の皮膚を支えている．屈筋支帯から始まり，広がって指の線維鞘に混ざる．Dupuytren(デュピュイトラン)拘縮は腱膜の特発性の肥厚と短縮で，手と中手骨の屈曲変形を起こす．回復の見込みもなくなることがある．

滑液鞘と腔

　手の滑液鞘と腔は，感染拡大とそれに伴う腫脹の道筋となりうる(**図4.25**)．そのため，この位置と連続性を知っておくことは重要である．

●**滑液鞘**　細長い滑液鞘(包)は屈筋腱を覆っている．滑液包は近位手くび皮線の1〜2 cm近位から始まり，手根管を通って手掌に入っていく．

• **尺骨滑液包**は近位手掌に向かって第2〜5指の屈筋腱を覆う．この滑液包は腱を覆いながら第5指の末節骨まで到達する．

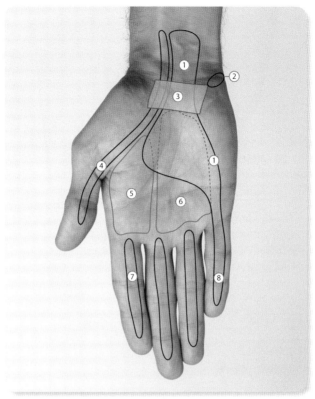

図4.25 手掌の滑液包と鞘(紫)と腔(オレンジ)
①尺骨滑液包, ②豆状骨, ③屈筋支帯(横手根靭帯；手根管の屋根を形成する), ④橈骨滑液包, ⑤母指腔, ⑥手掌中央腔, ⑦指滑液鞘, ⑧尺骨滑液包と連続する第5指の指滑液鞘

- 橈骨滑液包は長母指屈筋腱を覆い, 第1指(母指)の末節骨まで続く.
- 指滑液鞘は指屈筋腱を覆い, 第2～4指の指節骨の上を遠位へ通過する.

Clinical Insight

弾発指(狭窄性腱鞘炎)は, 近位の指ひだの近くで屈筋腱上に有痛性の結節を触れるとともに, 他動的に指が屈曲する原因となる.

●**手掌腔** 手掌中央と母指の腔は手掌の深部にあり, 第3中手骨

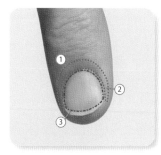

図4.26　爪郭と爪床
①近位爪郭，②外爪郭，③爪床の境界

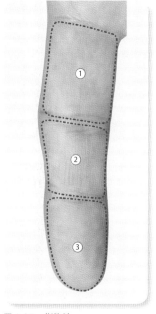

図4.27　指腹腔
①近位指腹腔，②中位指腹腔，③遠位指腹腔

で手掌腱膜と合流する線維隔壁で分けられている.

- **手掌中央腔**は第3〜5指の屈筋腱の深部に位置し，手根管から中手骨頭に向かって伸びる. 手根管を通って前腕筋膜の前方に連続しうる.
- **母指腔**は第3中手骨と母指球筋の間に位置し，第2指の屈筋腱の深部にある.

●**指腹腔と爪郭**　近位と側爪郭(そうかく)は爪の側面にあり，U字型になっている. 近位爪郭は爪に上爪皮で接している(**図4.26**). 指腹腔は指節骨の手掌表面にあり，結合織で分けられている(**図4.27**). 指腹腔の感染[瘭疽(ひょうそ)]または爪郭の感染(爪周囲炎)は局所に留まる.

　wing block (ウィング・ブロック)は爪床の麻酔として使用される. 近位と側爪郭の交点から3mm近位から刺入す

る．麻酔薬は近位爪郭に沿って注入した後，外爪郭に注入し，反対側に注入する．

神経，血管

神 経

◉**正中神経**　この神経は手根管を通過し，長掌筋腱の平面に沿って手掌に入っていく(**図4.28**)．遠位手くび皮線の2〜3cm遠位で枝を出す．

- **掌側指神経枝**は第1〜3指の外側と内側，第4指の外側を上行する．
- **反回枝**は反回して母指球筋へ入り，支配する．
- **手掌皮膚枝**は屈筋支帯の表面を通過し，長掌筋のすぐ外側面を通る．

◉**尺骨神経**　この神経は豆状骨の外側，有鈎骨鈎の内側となるGuyon管を通過して手掌に入る．豆状骨から1cm遠位のところで2つの枝を出す．

- **尺骨神経背側枝**は，尺骨茎状突起から近位5〜10cmで尺骨神経から分岐し，尺骨遠位内側周辺や茎状突起近位，尺側手根屈筋表層を通過する．さらに尺骨茎状突起から第4指間(環指と小指の間)に沿った1/4の線で手背を通過し，内側1.5指間(小指と環指内側半分)へ指神経を送る．手関節鏡ポート作成時にこの神経を損傷する危険がある．
- **浅枝**は有鈎骨鈎の表面を通過し，内側の1.5指の側面を通って掌側皮神経に枝分かれする．
- **深枝**は手掌中央腔を横切って母指の指間の方に曲がり，手の筋を支配する．

◉**Guyon(ギヨン)管**　これは遠位手くび皮線の1.5cm遠位から，豆状骨と有鈎骨の間の，屈筋支帯の表面にある．尺骨神経と動脈を含む．双方ともガングリオン，骨折や異常な解剖構造で圧迫されうるが，内側1.5指の感覚変化や疼痛，手の内在筋(母指球筋以外)の萎縮または筋力低下を起こし，第4・5指のかぎ爪状変化を起こす．

動 脈

◉**尺骨動脈**　この動脈はGuyon管を通過して，尺骨神経とその枝の外側を通り有鈎骨に近いところを通って手掌に入る(**図4.28**

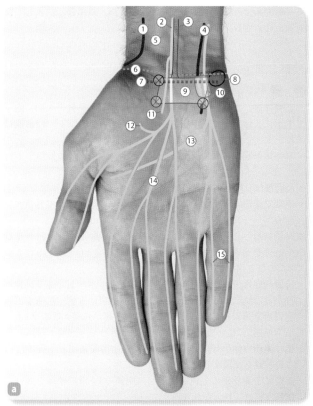

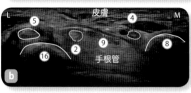

図4.28　手根管, Guyon管と手の掌側(腹側)の神経

①橈骨動脈, ②正中神経, ③長掌筋, ④尺骨動脈と尺骨神経, ⑤橈側手根屈筋, ⑥遠位手くび皮線, ⑦bの超音波画像のプローブの位置(黒の破線), ⑧豆状骨, ⑨屈筋支帯(横手根靱帯；手根管の屋根を形成する), ⑩Guyon管(尺骨トンネル；紫線), ⑪正中神経掌側枝, ⑫正中神経反回枝, ⑬尺骨神経深枝, ⑭総掌側指神経, ⑮掌側指神経, ⑯と⊗舟状骨結節, ⊗大菱形骨結節, ⊗有鉤骨鉤, L：外側, M：内側

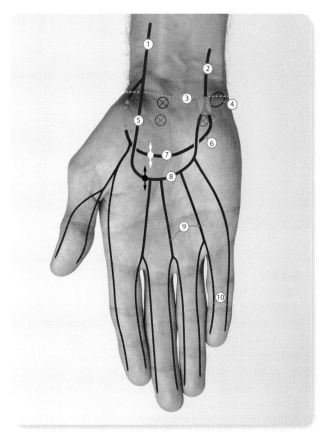

図4.29 手の掌側の動脈

①橈骨動脈，②尺骨動脈[Guyon管（尺骨トンネル）遠位を通過する；紫線と白色の範囲]，③遠位手くび皮線，④豆状骨，⑤橈骨動脈の浅掌動脈枝，⑥尺骨動脈の深枝，⑦深掌動脈弓[遠位手くび皮線から4.0±0.8 cm（平均±SD；白矢印）]，⑧浅掌動脈弓[遠位手くび皮線から5.2±0.8 cm（平均±SD）；黒矢印]，⑨総掌側指動脈，⑩掌側指動脈，⊗舟状骨結節，⊗大菱形骨結節，⊗有鉤骨鉤

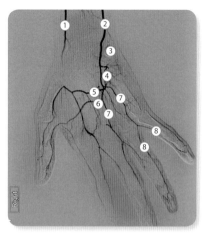

図4.30 右手の動脈造影
①橈骨動脈, ②尺骨動脈, ③豆状骨, ④尺骨動脈の深枝, ⑤深掌動脈弓, ⑥浅掌動脈弓, ⑦総掌側指動脈, ⑧掌側指動脈

〜**図4.30**).

• 深枝は手掌中央腔に入り, 深掌動脈弓と合流する.

• 浅掌動脈弓は手掌腱膜の下を外側に曲がり, ほとんどの指の内側と外側に枝を出す. この動脈弓は遠位手くび皮線から遠位5.2 ± 0.8 cmの面まで遠位に広がっている(**図4.29**).

● **橈骨動脈** 橈骨の浅掌動脈枝は橈側手根屈筋腱の1 cm外側の面を, 母指球筋を横切って浅掌動脈弓に吻合する. 橈骨動脈は第1背側骨間筋の近位を通過して手掌に入り, 深掌動脈弓を形成する. 深掌動脈弓は母指内転筋の2つの頭の間と手掌腔を通り, 浅掌動脈弓の1.2 cm近位の面と遠位手くび皮線から遠位4.0 ± 0.8 cm(平均 ± SD)を通過する.

● **指動脈と神経** これらは指の掌側と背側の双方の内外側を通過し, 末節骨に向かう. この配置の知識は, 十分な指神経ブロックと侵襲的な手技のときに動脈を避けるのに役立つ. 指神経ブロックの際は, 針を指間腔背側の中手骨頭近くから垂直に刺入し, 手掌に向けて進めることで, 背側と掌側の双方の指神経の枝を麻酔することができる. 指の両側(内側と外側)に行う必要がある.

静 脈

p132, **表4.7**, **図4.16**, **図4.22**参照のこと.

脊柱と背部

解剖学的には，背部は胸部と腹部の後方要素より形成されている．しかし，後頸部および仙骨後面部も同様の構造を持っており，簡略化のために本章ではそれらも背部の一部分として扱う．背部は以下の構造物の層によって成り立っている．

- 脊柱，髄膜，脊髄
- 胸壁後部(肋骨，肋間筋)
- 肩甲骨および上肢帯に作用する浅層筋群
- 脊柱に作用する深部内在筋*

機　能

背柱は背部の中心線をなしており，頭部，肋骨，胸郭，腹壁が脊柱に付着する．脊柱は動作に伴う体重負荷を支える構造物であり，衝撃を吸収したり，上半身と下半身の間で力の伝達を行ったりすることができる．また，脊柱は髄膜で覆われた脊髄および脊髄神経の移動や保護も担っている．背部や脊柱は動的なストレスを支える機能を保持しており，これらはすなわち機械的損傷や神経損傷による痛みが生じうる部位であることを意味する．

5.1　脊　柱

脊柱は通常33個の椎骨およびそれに付着した靱帯，椎間板，椎間(関節突起間)関節によって形成される．脊柱は5つの領域に分類される(**表5.1**，**図5.1**)．

---

*訳注　固有背筋のこと.

表5.1 脊柱の部位と呼称

部位	椎骨数	呼称
頸部	7	C1～C7
胸部	12	T1～T12
腰部	5	L1～L5
仙骨	5（癒合している）	S1～S5
尾骨	4（個人差あり）	Co0～Co4

椎 骨

　椎骨の神経弓は，棘突起，椎弓板，横突起，椎弓根から形成される．神経弓のいくつかの構造物は体表から触れることができ，脊髄神経ブロックや硬膜外麻酔といった検査や処置の際の指標となる．

棘突起の同定

　棘突起の先端は，背部の正中溝で触れることができ，特に脊柱前屈時に顕著である．上位の頸椎において，棘突起はその椎体の真後ろにある．下位頸椎に向かうにつれ棘突起は長くなり，より下方の椎体を覆うように後下向きの角度がついてくる．下位胸椎や腰椎においては，棘突起は短くなり，その椎体の下部およびその椎体下方の椎間板を覆う（図5.2）．重要な棘突起の位置を表5.2に示す．

棘突起のレベル

　棘突起や棘間は，深部の構造物や進入面の目安として使用されており，手術や麻酔で背部からアプローチする際の指標となる（表5.3，図5.3）．

> ### Guiding Principle
> ・脊椎のレベルというのは，椎体のことを指し，触診はできない．
> ・棘突起や棘間は後正中線で触知可能であるが，棘突起の向きによっては対応する椎体や椎間板と必ずしもレベルが一致しない．

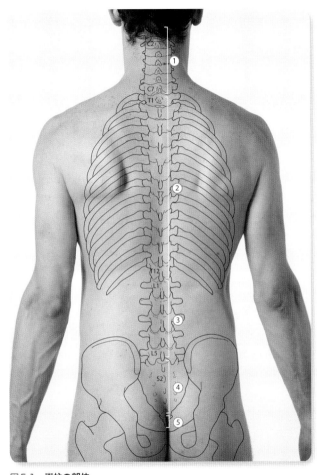

図5.1 脊柱の部位
①頸部（C1〜C7），②胸部（T1〜T12），③腰部（L1〜L5），④仙骨（S1〜S5），⑤尾骨（Co1〜Co4）

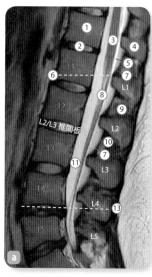
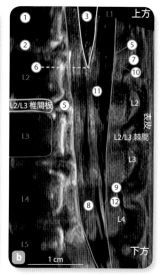

図5.2 腰椎MRI矢状断像(a), 超音波画像(b)

①椎体, ②椎間板, ③脊柱管内の脊髄, ④棘突起, ⑤硬膜, ⑥脊髄下端の
レベル(黄色の破線), ⑦硬膜外腔, ⑧馬尾, ⑨棘間, ⑩黄色靱帯, ⑪くも
膜下腔, ⑫終糸, ⑬L4/L5椎間板高位でのL4棘突起の平面

原注:腰椎棘突起(白字L1〜L5)は, それぞれの椎体(赤字L1〜L5)の下
部と椎体下方の椎間板の高位に位置する. 棘間は下位椎体の高位に位置す
る.

表5.2 指標となる棘突起の位置

棘突起	位置
C2	頭蓋の下方で最初に触れる正中部の突起:後頭下三角の一角を形成する
C7	下位頸椎の中で, 最もはっきり触れる棘突起(隆椎)
T12	第12肋骨を上内側に向けてたどった際の内側端
L4	一般的に腸骨稜の頂部の平面上*
S2	一般的に上後腸骨棘の平面上もしくはその若干下(原注:この平面はL5/S1棘間からS3棘突起までの範囲がありうる)
S3	殿裂の頂部として触れる

*訳注 Jacoby線とも呼ばれる.

表5.3　棘突起や棘間が目印となる重要な構造物，平面，椎骨

棘突起（棘間）	椎骨レベル	特徴/水平面
C7	C7あるいはC7/T1椎間板	後頸三角における肺尖頂部
T3	T4上部	肩甲棘内側端；肺斜裂の上端（左側）
T3～T4	T4上部～T5上部	胸骨角の水平面*の一般的な範囲
T5あるいはT5/T6間	T6上部	気管分岐部（この高位の正中線やや右寄りで，気管支呼吸音を聴くことができる）；胸骨角の水平面*から3cm下方
T7	T8上部	肩甲骨下端；聴診三角（外側にある）
T10/T11間	T11上部	下大静脈の横隔膜通過部（古典的にはT8と報告されていた）
T11	T11下部あるいはT11/T12椎間板	食道の横隔膜通過部（古典的にはT10と報告されていた）
T11/T12間	T11/T12椎間板あるいはT12上部	大動脈の横隔膜通過部（T12上部）；腹腔動脈，腹腔神経叢（T12）
T12/L1間	L1上部	肋骨横隔洞や（胸郭後壁における）胸膜のおおむね下端；成人における脊髄下端
L1	L1下部あるいはL1/L2椎間板	幽門横断平面（やや下方のこともある）；上腸間膜動脈，上腸間膜動脈神経叢；（古典的には）腎門
L1/L2間	L2上部/中央部	肋骨下端；しばしば幽門横断平面；CT画像における腎門
L2/L3間	L3上部	下腸間膜動脈，下腸間膜動脈神経叢；脊髄下端（幼児，小児）
L3/L4間	L4上部	大動脈分岐部；成人における腰椎穿刺部
L4	L4下部あるいはL4/L5椎間板	一般的には腸骨稜上平面（L4/L5間のこともある）；成人における腰椎穿刺部の指標
S2	S2	くも膜下腔の下端
「上部」「下部」は椎体のそれぞれ上方1/2あるいは下方1/2を示す．		

*訳注　原書のsternal planeをsternal angle planeと判断して訳した．

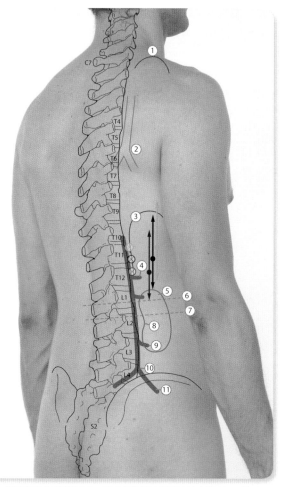

図5.3　棘突起および椎体のレベルと横隔膜を通過する内臓のレベル
①肺尖部（C7），②気管分岐部（T6），③横隔膜最上部（T9，胸骨剣結合レベル），④腹腔動脈，⑤右腎，⑥幽門横断面［L1下部1/2（古典的にはL1），上腸間膜動脈）；緑の点線］，⑦肋骨下端面［L2（古典的にはL3）；緑の点線］，⑧腎門［L1/L2椎間板あるいはL2（古典的にはL3）］，⑨下腸間膜動脈，⑩大動脈分岐部，⑪右総腸骨動脈，⊗下大静脈，⊗食道，⊗大動脈が横隔膜を通過する一般的な椎体レベル（各同色の矢印の範囲）（表6.8参照）

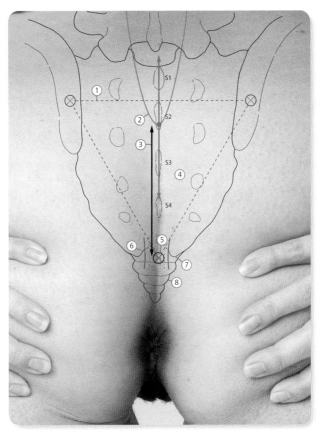

図5.4 殿裂の仙骨三角と仙骨裂孔
①仙骨三角の辺（赤の点線），②くも膜下腔の下端［S2レベル（L5/S1椎間板からS4椎体レベルまでの範囲をとりうる）；緑矢印］，③硬膜囊の下端から仙骨裂孔までの距離［3.5 cm ± 1.2 cm（平均 ± SD）；黒矢印］，④仙骨，⑤仙骨裂孔，⑥仙尾靱帯，⑦仙骨角，⑧尾骨，⊗上後腸骨棘，⊗仙骨三角の下端/頂点

仙骨三角と仙骨裂孔

●仙骨三角 　仙骨硬膜外麻酔を行う際，成人においては仙骨裂孔が有用な指標であり，特に触診が困難な体の大きな患者や特定の人種（例えばインド人）の患者の場合に有用である（**図5.4**）．両側

の上後腸骨棘を頂点とする正三角形を作成する．上後腸骨棘間を底辺とし，仙骨頂部へ向けて正中線を引くと，その正中線上の正三角形の頂点に仙骨裂孔が位置する．この仙骨三角は新生児や乳児，ある一部の成人においては信頼性の低い指標である．

●**仙骨裂孔** 脊柱管の下端の開口部である．仙骨裂孔は殿裂部の仙骨頂部付近にある．仙骨裂孔はS4棘突起の遠位で，仙骨角外側の骨性隆起の間にあり，触知可能である．仙骨硬膜外麻酔は，仙骨裂孔に針を刺すことで可能である．

針は仙尾靱帯を通過して，硬膜外腔に達する．仙骨裂孔からS2の硬膜下腔下端までは3.5 ± 1.2 cmの距離がある．

> **Clinical Insight**
>
> 重度の腹部痛に対する腹腔神経叢ブロックは，第12肋骨およびL1横突起を指標として後方アプローチで行われる．

横突起と椎弓板

●**椎弓板** 棘突起と横突起をつなぐ平らな骨である（**図5.5**）．正中溝の側面にある筋肉塊の下に位置する．腰椎穿刺や硬膜外麻酔の際，穿刺角度が不適切であると，椎弓板が障害となる．脊柱管狭窄症やそれに関連した神経圧迫に対しての除圧術の際には，椎弓板は取り除かれる（椎弓切除術）．

●**横突起** 横突起はそれぞれの脊髄神経の位置を示しており，分節神経麻酔や神経叢麻酔などの手技の際に役に立つ（**表5.4**，**図5.5**）．

関 節

背部において，3種類の関節が体表から確認しうる．いずれの関節も，関節を含めた領域の局所疼痛の原因となりうる（**図5.5**）．これらの関節を，症状を改善するために透視（X線ガイド）下に穿刺することがある．

- 肋横突関節（滑膜性）は，肋骨と横突起間の関節である．胸椎横突起先端の深部にあり，脊柱中線より2.5 cm外側にある．
- 椎間（関節突起間）関節（滑膜性）は，隣接した椎骨の上下関節突起間の関節である．脊柱中線より1 ~ 2 cm外側にあり，棘突起と横突起の間にある．
- 仙尾関節（軟骨性）は仙骨と尾骨間の関節である．仙骨三角の

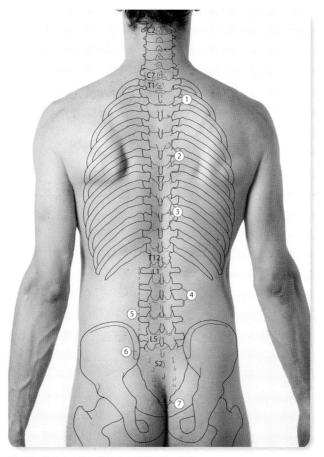

図5.5　後方から見た椎骨および椎骨間の関節
①肋横突関節，②椎弓，③椎間（関節突起間）関節，④横突起，⑤上後腸骨棘を通る垂直面上は，腰椎横突起の位置を示す指標となる（椎骨傍線），⑥下後腸骨棘，⑦仙尾関節

表5.4　横突起によって示される部位や指標となる構造物（図5.5参照）

横突起	部位および指標となる構造物
C1	乳様突起の下方に，胸鎖乳突筋を介して触れることができる硬い塊．椎骨動脈が内部を走行している；硬口蓋のレベル
C2〜C5	C1横突起から後下方へ後頸部を下行している．頸部筋層の深部であり，表皮から2〜3cmの深さである；頸部の器官などの構造物を目安に，その水平面の高さで同定される；頸部神経叢ブロックの際の指標となる
C6	前面に触知可能な結節を有していて，総頸動脈の深部にある．女性では輪状軟骨の外側に，男性では輪状軟骨の上外側にある；星状神経節ブロックおよび腕神経叢ブロックの際の指標となる
胸椎	傍矢状面上で見ると，脊柱中線より2〜3cm外側にある；胸椎の傍脊柱神経ブロックの際の脊髄神経の指標となる．原注：胸椎棘突起の頂点は，下位の横突起の高さを示している．
腰椎	下後腸骨棘の垂直方向（椎骨傍線）に並んでいる；腰部脊髄神経や腰部神経叢の位置を示しており，大腰筋筋溝ブロックや腰部神経叢ブロックの際の指標となる

下に，溝として触知される．この関節は不対神経節穿刺の際の指標として使われ，また重篤な尾骨痛の原因となりうる．

靱　帯

靱帯は，棘突起と隣接する椎骨の椎弓板の間に広がっている（図5.6，図5.7）．

- 棘上靱帯は隣接する棘突起の頂部に付着する．連続した正中隆起で触知可能である．
- 棘間靱帯は棘上靱帯の深部にあり，隣接する棘突起に付着している
- 黄色靱帯は隣接する椎骨の椎弓板に繋がっており，正中部で結合する．また弾力性を持っている．
- 項靱帯は，正中線上の大きな靱帯であり，頸椎の棘突起および

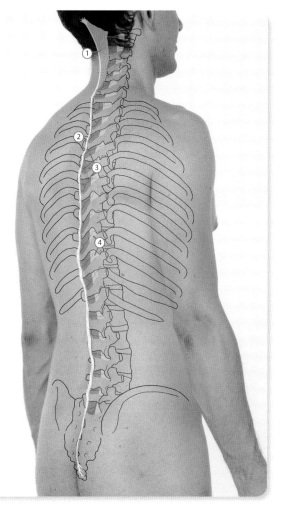

図5.6 脊柱の靱帯
①項靱帯，②棘上靱帯（白色），③棘間靱帯（ピンク色），④黄色靱帯（黄色）

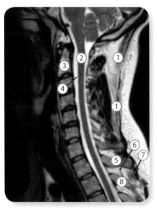

図5.7 頸椎MRI矢状断像
①項靭帯，②脊髄，③C2椎体および歯突起，④脳脊髄液（白），⑤T1棘突起，⑥棘間靭帯，⑦棘上靭帯，⑧T2棘突起

表5.5 成人の正常脊柱弯曲

椎骨	弯曲	タイプ
C1～T2	頸椎前弯	二次弯曲
T2～T12	胸椎後弯	一次弯曲
T12～L5	腰椎前弯	二次弯曲
L5～S5	仙椎後弯	一次弯曲

　外後頭隆起から大後頭孔へ至る頭蓋底に付着する．項靭帯は，頸部屈曲で頸部正中部に触知できる．

　棘上靭帯，棘間靭帯および黄色靭帯は，腰椎穿刺および硬膜外麻酔の際の脊椎正中アプローチの際に穿刺針に貫かれる（**図5.12**）．黄色靭帯を通過して硬膜外腔に達した際に，抵抗の消失が感じられる．棘間靭帯および項靭帯は，脊柱起立筋間の血流が比較的少ない部位のため，脊柱後方アプローチの際の進入路となる．

弯　曲

　脊柱は，矢状面上で弯曲している（**表5.5**，**図5.8**）．出生時は，脊柱はC字状に緩やかに弯曲（後弯）している（一次弯曲；図9.17参照）．成長の初期に，頸部および腰部で二次弯曲（前弯）が形成

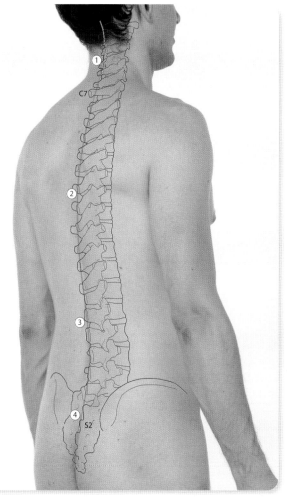

C7

2

3

4 S2

図5.8　成人の正常脊柱弯曲
①頸椎前弯，②胸椎後弯，③腰椎前弯，④仙椎後弯

される. 後方から見ると, 胸椎と仙骨部は後方に凸となる(後弯).
一方, 頚椎と腰椎は凹となる(前弯)(**表5.5**).

　異常な弯曲は, 先天性なもの, 発達に伴うもの, あるいは病的なものがある. 例を挙げると, 骨粗鬆症は胸椎過後弯(円背)を引き起こしうる. 妊婦や過体重の患者は, 代償性の腰椎過前弯となりうる. 側弯症は異常な側方弯曲であり, 背筋力の低下や, 椎体形成不全, 脊髄腫瘍などで起こりうる.

脊柱管

　脊柱管は, 脊髄, 脊髄神経, 髄膜および周囲の血管を囲っている(**図5.9**). 脊柱管は, 上端は大後頭孔, 下端は仙骨裂孔に及び, 後方は棘突起, 椎弓板および周囲の靱帯に覆われている. 体表面における位置関係や脊椎配列, 脊柱管内部の知識は, 腰椎穿刺や麻酔(硬膜外, 脊椎)を安全に行うために必須である.

髄　膜

　脊髄および脊髄神経根は, 脊柱管および椎間孔では髄膜に覆われている(**図5.9**). 脊柱管内のスペースや髄膜の層構造は, 表層から深層へ**表5.6**のように構成されている.

脊　髄

　成人の脊髄は, L1高位で脊髄円錐として終わる. くも膜下腔はS2高位で終わる(**図5.9**, **図5.10**). 一般的に脊髄円錐部の先端はL1椎体の中央1/3の高さにあるが, その範囲はT1椎体中央1/3からL3椎体中央1/3までの幅がある. これらの高さは棘突起の高さで判断され, 通常はT12とL1の棘突起の高さが脊髄下端となる.

　初期の胎内発育の段階では脊髄と椎骨の高さは同じである. しかし脊髄と椎骨の大きさは変化していき, 出生時には脊髄下端はL2(L1～L3の範囲)の高さとなる(図9.14参照).

　幼児や児童の腰椎穿刺の際には, このことを心に留めておく必要がある.

脊髄神経

　脊髄神経は脊髄から, 上端はC1から, 下端はS5もしくはCo0(尾骨)まで順に分岐する(**図5.11**). 脊髄神経はそれぞれ左右の

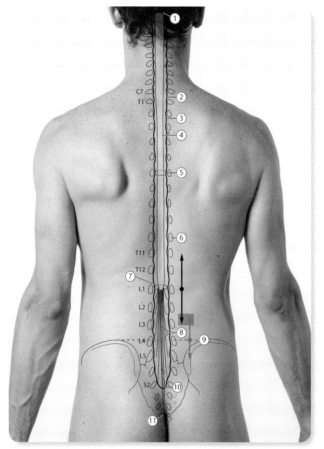

図5.9　脊柱管の髄膜，脊髄，脊髄神経（椎弓を切除した図）
①大後頭孔，②硬膜およびその内側のくも膜，③脳脊髄液で満たされたくも膜下腔，④軟膜で覆われた脊髄，⑤髄膜に覆われた脊髄や脊髄神経を内包している脊柱管，⑥T10椎体の椎弓根（T10椎体レベル），⑦脊髄下端（L1椎体中央部；T11椎体中央1/3～L3椎体の中央1/3までの範囲をとりうる；黒矢印），⑧馬尾，⑨腸骨稜上平面（Tuffier 線*）がL4棘突起かL4/L5棘間を横切る（L2/L3棘間～L5棘突起の範囲をとりうる；緑矢印），⑩くも膜下腔下端，⑪仙骨裂孔，赤色（危険）範囲：脊椎穿刺の際に，腸骨稜上平面が一番高い場合と脊髄の下端が一番低い場合に重なる部分

*訳注　Jacoby 線ともいわれる.

表5.6 脊髄を覆っている髄膜などの被膜構造

表の上から下方に向かうにつれ，表面から深部となる．

空間/層	位置および内容
硬膜外腔（表層）	硬膜の外の空間で，脂肪や静脈によって占められている；脊柱に沿って走り，仙骨裂孔に達している；硬膜外注射の部位
硬膜	大後頭孔から尾骨骨膜まで伸びている；脳を覆う硬膜と連続している
硬膜下腔	硬膜とくも膜の間の潜在的な空間；硬膜下腔への出血は，急激な背部痛や脊髄/馬尾障害を起こすことがある
くも膜	硬膜の内側の膜
くも膜下腔	くも膜と軟膜の間の空間；脊柱管全長のS2までの範囲（仙骨裂孔から3.5±1.2 cm）であるが，L5〜S3の範囲をとりうる；脳脊髄液で満たされている
軟膜（深層）	神経組織の表面を直接覆っている（脊髄および脊髄神経）

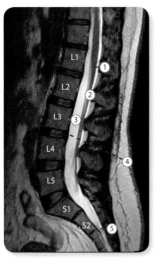

図5.10 腰仙椎MRI矢状断像

①脊髄下端（脊髄円錐），②馬尾，③くも膜下腔（薄い灰色部分），④L3〜L4レベルからの腰椎穿刺の刺入線，⑤くも膜下腔の下端

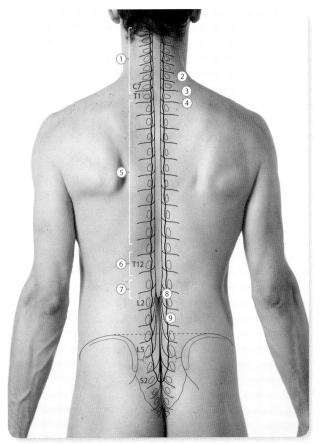

図5.11　脊髄および脊髄神経(椎弓を切除した図)
①頸部脊髄，②C7脊髄神経，③C8脊髄神経，④T1脊髄神経，⑤胸部脊髄，
⑥腰部脊髄，⑦仙骨部脊髄，⑧脊髄円錐(脊髄の下端；この図では正常範
囲の下端寄りに脊髄下端が描かれている)，⑨馬尾
原注：この図では正常範囲の下端寄り(L2上部)に脊髄下端が描かれている
ため，脊髄から仙骨脊髄神経が分岐する椎骨レベルは結果的に低くなる.

表5.7 脊髄神経と脊柱管の出口の関係

脊髄神経	脊柱管の出口
C1〜C7	それぞれC1〜C7の上
C8	C7の下
T1〜L5	それぞれT1〜L5の下

表5.8 脊髄から分岐する脊髄神経の椎骨レベル

このデータは脊髄下端をL1とした場合のもの．脊髄下端のレベルの変異により，腰椎や仙骨の脊髄神経が分岐するレベルは変わる（図5.11参照）．

脊髄神経	分岐部の脊髄領域	分岐部のおおよその椎骨レベル
C1〜C8	頸髄	C1〜C7
T1〜T12	胸髄	T1〜T10
L1〜L5	腰髄	T11〜T12
S1〜S5	仙髄	T12〜L1

椎間孔を通って脊柱管外に出ていく．脊髄神経ブロックの際には，横突起により脊髄神経表層の位置を推測する．脊髄神経は，脊柱管から出ていく部位の椎体に関連する名前がつけられている（**表5.7**）．

　脊髄は，その脊髄神経が分岐する位置に応じて，いくつかの領域に分けられている．例えば仙椎領域の脊髄は，脊髄神経S1〜S5を分岐する（**表5.8**，**図5.11**）．脊髄はL1の周囲で終わっているため，より尾側の脊髄神経の椎骨のレベルは，椎間孔を介して脊柱から出ていく椎骨のレベルより高い．これは脊髄損傷のレベルと症状を考える際に重要となる．

馬　尾

　馬尾とは，L1脊髄下端よりも遠位のくも膜下腔を通っている脊髄神経の束である（**図5.10**，**図5.11**）．L1より遠位のくも膜下腔は腰椎穿刺の際に安全である（より遠位だとさらに安全）．馬尾は硬膜嚢の下端とともにS2レベル（L5/S1椎間板レベル〜S4までの範囲）で終わる．馬尾圧迫（症候群）は，下肢筋力低下，腸や膀胱の機能異常，肛門緊張低下，会陰部感覚低下，局所腰痛および下肢への放散痛（神経根症）などを引き起こす．

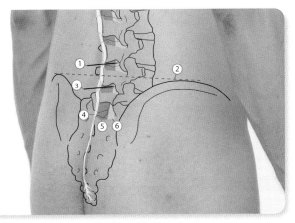

図5.12　腰椎穿刺のための位置および穿刺ルート
①L3/L4棘間アプローチ，②腸骨稜上平線（Tuffier線*）がL4棘突起あるいはL4/L5棘間を示す（椎骨レベルではL4下部1/2～L5上部1/2），③L4/L5棘間アプローチ，④棘上靱帯（白），⑤棘間靱帯（ピンク色），⑥黄色靱帯（黄色）

腰椎穿刺および硬膜外麻酔

　腰椎穿刺と分節硬膜外麻酔は同じアプローチで行われる．脊柱を最大屈曲し，腸骨稜上平面（Tuffier線*）がL4棘突起を確認するのに利用される（**図5.12**）．腸骨稜の平面は，通常L4棘突起かL4/L5棘間を示すが，L2/L3棘間からL5棘突起までの範囲をとりうる．触診でこの平面を確認して椎体を認識すると，特に女性や体重の重い患者では，より高位（例えばL3/L4棘間やL3棘突起）になることがある．新生児では，腸骨稜の平面は通常L3/L4あるいはL4/L5の棘間を示し（図9.14参照），脊柱を屈曲させると下方へ移動し，L5椎体の頭側を示す．L3とL4の棘間あるいはL4とL5の棘間の正中で，前上方に向け，平均的な成人ではおおよそ臍へ向かって針を穿刺する．針は棘上靱帯，棘間靱帯，黄色靱帯を通過して，硬膜外腔に入った際に抵抗の消失が感じられる．硬膜外麻酔はこの位置で行われる．脳脊髄液の採取の際には，針をより進めて硬膜とくも膜を通過し，2回目の抵抗の消失が感じられたところで針先がくも膜下腔に入る．

*訳注　Jacoby線のこと．

5.2 筋

　背部を覆う筋の層構造の知識は，臨床検査や脊椎手術のアプローチの際に侵襲を最小にするのに役立つ．背部の外在筋や内在筋は，大きく3つの層に分けられる．

- 表層外在筋
- 中間外在筋
- 深部内在筋*（深筋膜に覆われている）

表層外在筋層

　表層外在筋は，上肢や肩甲骨に作用する平坦な敷布状の筋で構成され，僧帽筋，菱形筋，広背筋が含まれる（p116参照）．臨床的に有用な3つの三角形の領域が筋層縁に含まれる．聴診三角と2つの腰三角である（**図5.13**）．

●聴診三角　肩甲骨下角の内側にある．表層の筋に覆われていないので，下肺葉の聴診に都合がよい部位である．三角の辺は以下の通り．

- 下辺：広背筋
- 上外側辺：大菱形筋（簡単にするために，肩甲骨の内縁を用いることもしばしばある）
- 上内側辺：僧帽筋

●下腰三角（Petit's三角）　腸骨稜の上にあり，腸骨稜の最頂部の外側である．特に高齢の男性において，ヘルニアがこの腰三角から出てしまうことがある．三角の辺は以下の通り．

- 下辺：腸骨稜
- 上外側辺：外腹斜筋
- 上内側辺：広背筋

●上腰三角（Grynfeltt-Lesshaft三角）　第12肋骨の側方部分の下方にある（**図5.14**）．この三角は大きいので，下腰三角よりヘルニアが起こりやすい．三角の辺は以下の通り．

- 上辺：第12肋骨
- 下内側辺：腰方形筋
- 下外側辺：内腹斜筋

---

*訳注　固有背筋のこと．

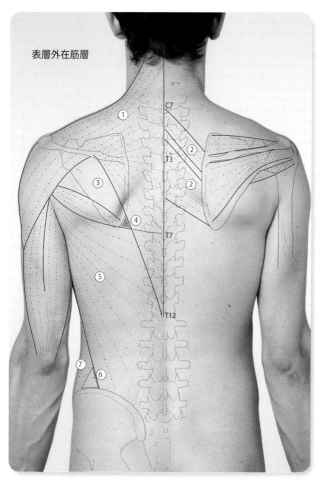

図5.13　後方から見た背部の筋：表層外在筋層
①僧帽筋，②菱形筋（小，大），③肩甲骨，④聴診三角，⑤広背筋，⑥下腰三角（Petit's三角），⑦外腹斜筋

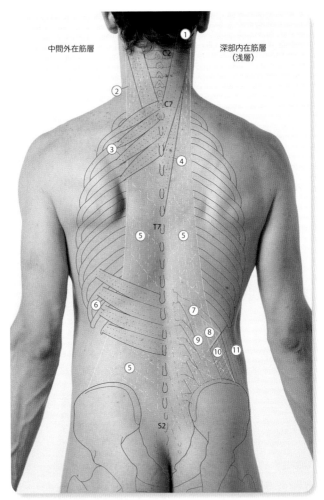

図5.14　後方から見た背部の筋：中間外在筋層および深部内在筋層（浅層）

①頭板状筋，②深部頸筋膜，③上後鋸筋，④頸板状筋，⑤胸腰筋膜（灰色線），⑥下後鋸筋，⑦第12肋骨，⑧上腰三角（Grynfeltt-Lesshaft三角；緑線），⑨腰方形筋（胸腰筋膜深葉および深部背筋），⑩内腹斜筋（胸腰筋膜深葉），⑪外腹斜筋

表5.9 背部の深部内在筋層は3層に分けられる

層	筋	部位
浅層(**図5.14**)	頭板状筋, 頸板状筋	頸部の上外側を,頸胸椎棘突起から乳様突起,上項線およびC1～C3横突起に広がる.そして筋は幅広い猪首様外見を呈する
中間層(**図5.15**)	脊柱起立筋群	正中溝の両側を,脊柱に沿って垂直方向に走る筋性隆起である
深層(**図5.16**)	半棘筋,回旋筋,多裂筋	棘突起から横突起間に広がる.頭半棘筋は,後頸部正中線の両側で垂直方向に触知される.

中間外在筋層

上後鋸筋および下後鋸筋はそれぞれ菱形筋と広背筋の深層にある平坦な敷布状の筋である(**図5.14**).棘突起から肋骨にかけて広がっており,局所的な背部痛の原因となることがあると報告されている.

深筋膜,胸腰筋膜

深筋膜は深部内在筋を覆っている.深筋膜は横突起,棘突起,棘靱帯,肋骨角,仙骨,腸腰靱帯に付着する(**図5.14**).胸部および腰部では,深筋膜(胸腰筋膜)は腸骨稜に向かって下方外側に広がる.この筋膜は,脊柱へアプローチする際には棘突起から切離される.

深部内在筋層

深部内在筋は,背部正中溝の両側を縦走(傍矢状面)する筋性隆起を形作る(**表5.9**,**図5.14～図5.16**).

脊柱起立筋(中間部)

脊柱起立筋群は,傍脊柱の筋性隆起の大部分を形成する.下方では,脊柱起立筋は外側縁を触知することができる.そして外側縁は腎臓検査や手術アプローチの際の指標として使用される

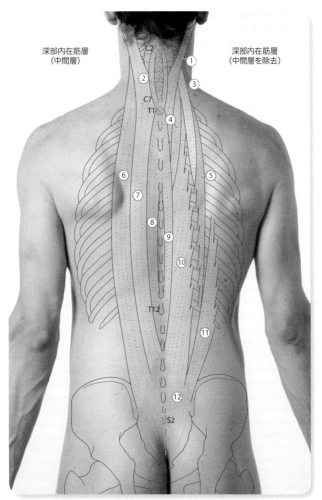

図5.15　後方から見た背部の筋：深部内在筋層（中間層）
①頭最長筋，②頸棘筋，③頸腸肋筋，④頸最長筋，⑤腸腸肋筋，⑥外側筋群（腸肋筋），⑦中間筋群（最長筋），⑧内側筋群（棘筋），⑨胸棘筋，⑩胸最長筋，⑪腰腸肋筋，⑫脊柱起立筋腱膜
原注：内側，中間，外側筋群がまとまって脊柱起立筋が形成される．

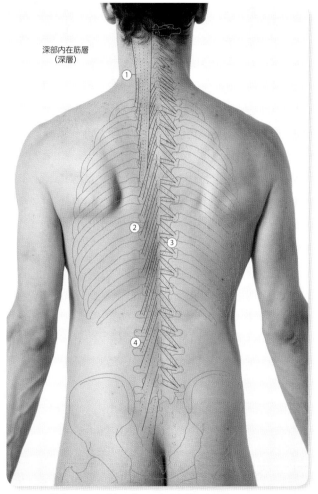

深部内在筋層
（深層）

図5.16　後方から見た背部の筋・深部内在筋層（深層）
①頭半棘筋，②胸半棘筋，③回旋筋，④多裂筋

表5.10 脊柱起立筋の3つの筋群の部位

筋群	筋	部位
内側	棘筋	隣接した頸椎および胸椎の棘突起部
中間部	最長筋	脊柱起立筋腱膜，横突起，肋骨角の内側，乳様突起の間
外側	腸肋筋	脊柱起立筋腱膜，肋骨角，頸椎の間

表5.11 脊柱起立筋群の細分類

棘筋	最長筋	腸肋筋
頭部*	頭部	頸部
頸部*	頸部	胸部
胸部	胸部	腰部
*しばしばほとんど分からなかったり，欠失していることがある．		

（図6.19参照）．この筋は3つの柱状の筋群によって構成されている．それらの筋の一部分は，下部においては大きな脊柱起立筋腱膜から起始する（**表5.10**，**図5.15**）．脊柱起立筋の3つの柱状の筋群は，それぞれ付着部位や分布に応じてさらに分類される（**表5.11**）．

後頭下三角

後頭下三角は，後頸部の頭板状筋と頭半棘筋の深部にある（**図5.17**）．三角の辺は以下の通り．

- 上内側辺：大後頭直筋
- 上外側辺：上頭斜筋
- 下辺：下頭斜筋

三角の辺縁は，3つの触知可能な骨性隆起の間で形成される．それはC2棘突起，C1横突起（乳様突起の下方），上項線の外側部である．この三角形は，以下の重要な構造物の位置確認に有用である（**図5.18**）．

- C1後弓
- C1の上方を走る椎骨動脈
- 後頭下神経（C1背側枝）

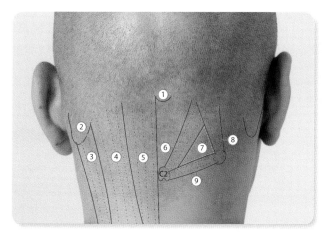

図5.17　後頸部の中間層・深層の筋と後頭下三角
①外後頭隆起（イニオン），②乳様突起，③頭最長筋，④頭板状筋，⑤頭半棘筋，⑥大後頭直筋，⑦後頭下三角（緑点線），⑧上頭斜筋，⑨下頭斜筋

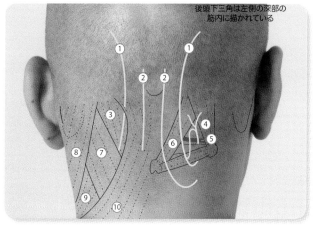

後頭下三角は左側の深部の筋内に描かれている

図5.18　後頸部の表層筋と後頭下三角の神経血管
①大後頭神経（C2背側枝），②C3背側枝，③頭半棘筋，④後頭下神経（C1背側枝），⑤椎骨動脈，⑥C1後弓（環椎），⑦頭板状筋，⑧胸鎖乳突筋，⑨肩甲挙筋，⑩僧帽筋

● 後環椎後頭膜

C2背側枝（大後頭神経）は下頭斜筋の下方，C2棘突起から1〜2 cm外側から立ち上がり，後頭下三角を横切り，上内側を後頭骨に向けて走行する．C3背側枝は（C2背側枝の）内側を走る．後頭部の手術中におけるC2・C3背側枝への長時間の圧迫は，術後疼痛の原因となりうる．

> **Clinical Insight**
>
> C2あるいはC3神経背側枝の圧迫は，頭痛や後頭神経痛を起こしうる．疼痛を繰り返す場合は，局所ブロックや除圧手術によって緩和される．

腹 部

　腹部は体幹の下部領域であり，胸郭と骨盤の間に位置する．腹腔は横隔膜の下面，胸壁の下部，腹壁，骨盤，腰椎および椎間板，関連する筋および筋膜によって囲まれる．腹腔と骨盤腔は下方で骨盤入口部を通じて連続する．腹腔は，腸管，泌尿生殖器と関連する脈管・神経を内包する．

領 域

　腹壁は，後腋窩線によって前外側壁および後壁に分けられる．前腹壁は垂直方向と水平方向に直行する区画によって4ないし9つの領域に分けられる（**図6.3**，**図6.4**）．このような区分法は，診察時の記載に用いられ，臓器，病変，手技や疼痛の位置を標準化することができる．

機 能

　腹壁は腹部臓器を保持し，脊柱を動かしたり支えたりする役目をもち，排尿，排泄，嘔吐，分娩の際に腹腔内圧を上昇させる働きを持つ．腹壁は1つの機能単位として認識され，そのため手術においてその神経支配および統合性を保持することは重要である．腹壁は妊娠，腸管拡張あるいは腹水や気腹などの病的状態に適合するよう膨張能がある．腹壁の脆弱性はヘルニアの原因となる．

変 動

　この章では，平均的な体格を有する患者の安静時呼吸，臥位の状態での体表の指標に関して述べる．近年のCTによるデータも，古典的に報告されてきたレベルと異なる場合は呈示する．打診，触診，聴診や超音波検査は，深部の構造の位置を体表から推察するのに有用であることを常に念頭に置くべきである．腹部臓器の体表の指標は以下の要素によって大きく変わりうる．

- 姿勢およびそれに伴う重力の作用
- 患者の病態(例えば, 肺の過膨張など胸部の変化を含めて)
- 深吸気/呼気
- 体重

6.1　骨性の指標, 関節, 靱帯

腹壁の境界

腹壁の骨靱帯性の上縁および下縁は容易に触知できる(**図6.1**).
- 上縁は, 肋骨弓に沿った剣状突起および後方では第11肋骨と第12肋骨を通る.
- 下縁は, 恥骨結合の上部, 恥骨稜, 恥骨結節, 鼠径靱帯から上前腸骨棘を通り, 後方では弯曲した腸骨稜と, 腸骨稜と第4腰椎横突起を結ぶ腸腰靱帯とを通る.

横隔膜は腹腔の上限となる. 上限は鎖骨中線上のおよそ第5肋骨から第6肋骨レベルまで至り, 正中では第9胸椎(胸骨剣結合)レベルである(p85参照). 下限は大骨盤とその筋群の上面によって作られる. 腹腔と骨盤腔は前下方に傾斜した骨盤上口を介して連続している.

骨性の指標

胸　壁

胸壁の下部は上腹壁の一部を形成している. 剣状突起は第9胸椎レベルである. 第7肋軟骨はそのすぐ外側に位置する(**図6.2**). 肋骨弓は胸郭下方の自由縁であり, 第7〜10肋軟骨によって形成される. 肋骨弓(縁)は, 剣状突起から第10肋骨にかけての下外側に触知され, 腹部の診察において有用な指標となる. 肝臓などの臓器は, 正常ではこの尾側に触れることはない. 第11・12肋骨の自由端は腹壁の筋の後外側および後方で触れることができ, それぞれの椎体までたどることができる.

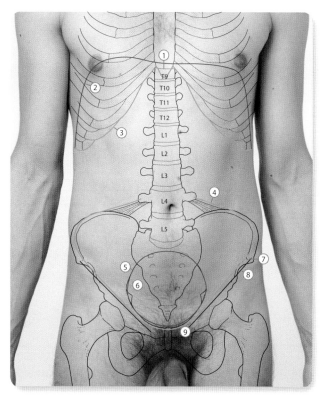

図6.1 腹部の境界
①剣状突起（第9胸椎），②横隔膜，③筋性腹壁の上縁（緑線），④筋性腹壁の下縁（緑線），⑤骨盤上口，⑥骨盤腔，⑦上前腸骨棘，⑧鼠径靱帯，⑨恥骨隆起

腸　骨

　腸骨にはいくつか視認・触知できる部分があり，椎体のレベルや領域の境界の指標として有用である（**図6.2**，図5.4と図5.9も参照）．

- **上前腸骨棘**は前方に突出する骨性の突起であり，腸骨稜の最前部に位置する．上前腸骨棘は鼠径靱帯の付着部であり，外側大腿皮神経はすぐ内側下方を通過する（図8.18参照）．
- **上後腸骨棘**は腸骨稜の最後部に位置する骨性の隆起であり，脊

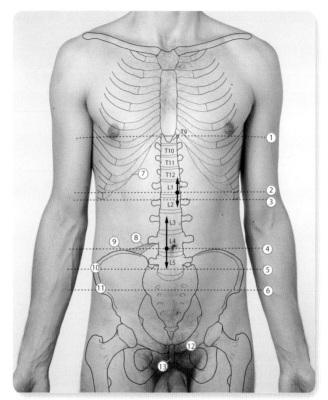

図6.2　胸部と腹部の水平面(表6.1参照)
①剣状突起面(第9胸椎)、②幽門横断面(第1腰椎下部1/2〜第2腰椎上部 1/2まで；矢印はその全範囲を示している；古典的には第1腰椎)、③肋下 面(第2腰椎；古典的には第3腰椎)、④腸骨稜上平面(Tuffier線；この被 検者においては臍横断面にも相当)(通常、第4腰椎棘突起〜第4/5腰椎棘 間；第4腰椎椎体〜第4/5腰椎椎間板に相当；矢印はその全範囲である第 3腰椎〜第5腰椎を示している)、⑤腸骨結節面(第5腰椎)、⑥棘間面(第1 仙椎)、⑦肋弓、⑧腸腰靱帯、⑨腸骨稜(最も高位の部分)、⑩腸骨結節、 ⑪上前腸骨棘、⑫恥骨結節、⑬恥骨結合

　　柱中線から3〜4cm外側に位置する．脊椎を覆う皮膚はしば
しば陥凹しており、“ヴィーナスのえくぼ”と呼ばれる．これは
おおよそ第2仙椎棘突起のレベルに相当し、くも膜下腔(第5腰

椎/第1仙椎椎間板から第4仙椎の範囲)および仙腸関節の下端
となる.

- **腸骨稜**は上前腸骨棘と上後腸骨棘との間で後方，上方，内側に
弧を描く．腸骨稜の最高位は後方に位置し，たいてい腸骨稜上
平面(Tuffier線*)の第4腰椎棘突起あるいは第4/5腰椎棘間レ
ベルで(第2/3腰椎棘間から第5腰椎棘突起の範囲)，腰椎穿刺
の指標として用いられる.

- **腸骨結節**は腸骨稜上の上
前腸骨棘の5～7cm後
方で触知され，腸骨結節
面(第5腰椎)の指標とな
る.

> **Clinical Insight**
>
> 大腿ヘルニアは恥骨結節の下外
> 側に認められるが，鼠径ヘルニアは
> 恥骨結節の上内側あるいは上外側に
> 認められる.

恥 骨

恥骨結節の隆起は正中から2～3cm外側の恥骨上面に触知さ
れる(**図6.2**)．鼠径靱帯の内側の付着部であり，鼠径ヘルニアと
大腿ヘルニアを区別する指標となる．恥骨結合は恥骨体の間の正
中に位置する関節である.

6.2 基準面，領域

基準面

いくつかの水平基準面が定義されており，それぞれが深部構造
のレベルの目安となっている(**表6.1**，**図6.2**)．これらの定義に
あたって留意すべきは，**脊椎のレベルは椎体を意味するが，それ
は体表から触知できないことである**．対照的に，棘突起や棘間は
背部正中において触知する
ことができる．しかし，棘
突起や棘間は，棘突起の向
いている方向のために，必
ずしも同じレベルの椎体や
椎間板と合致するわけでは
ない(表5.3，図5.3参照).

> **Clinical Insight**
>
> 腰椎穿刺などの手技の際，触知
> に基づく腸骨稜上平面の同定は，特
> にBMIの高い女性においては，画
> 像に基づく評価よりもしばしば高位
> となる(第3腰椎の棘突起あるいは
> 第3/4腰椎の棘間).

---

*訳注 Jacoby線と同じ．日本ではJacoby線の方がよく使われる.

表6.1 前腹壁の水平面

水平面	部位	椎体レベル（範囲）と水平面における特徴
剣状突起面	胸骨剣結合	第9胸椎横隔膜の腱中心；心臓の横隔膜面；肝臓の上縁
幽門横断面	胸骨の頸切痕と恥骨結合上縁との中間；胸骨剣結合と臍部ないしその直下のおよそ中間；第9肋軟骨の先端を横断する[肋骨縁の角度が急に変化するところで，半月線と肋骨縁の交差点（図6.5）]	第1腰椎下部～第2腰椎上部（第12胸椎下部～第2腰椎下部の範囲）；古典的には第1腰椎；男性の方が高位上腸間膜動脈起始部；腎門；脊髄末端；膵頸部；門脈；幽門；腎動静脈；胆嚢底部十二指腸球部；横行結腸間膜付着部
肋下面	第10肋軟骨の直下で，肋骨弓の前方に位置する最下縁	第2腰椎（第12胸椎/第1腰椎椎間板～第3腰椎の範囲）；古典的には第3腰椎
臍横断面	臍部（分かりやすい指標だが位置が変化しやすい）	第4腰椎（第2/3腰椎椎間板～第1仙椎上部の範囲）
腸骨稜上平面	腸骨稜の最上部（後方に位置）	第4腰椎～第4/5腰椎椎間板（第3腰椎～第5腰椎の範囲）；第4腰椎棘突起～第4/5腰椎棘間（第2/3腰椎棘間～第4/5腰椎棘間の範囲）；腰椎穿刺における指標となる横断面
腸骨結節面	腸骨結節（上前腸骨棘の5～7 cm後方で触知される）	第5腰椎；正中のすぐ左側の下大静脈形成部
棘間面	上前腸骨棘	第1仙椎；小腸腸間膜の終部

領 域

前腹壁は水平面と垂直面を設定することで4つ（**図6.3**）ないし9つ（**図6.4**）の領域に分けることができる（**表6.2**）．これは，臓器，病因，疼痛や手技の位置の記載を標準化するのに有用である．季肋部（9領域のモデル）は小さいが，隣接する胸壁の下部がしばしば部分的に含まれる．

図6.3　前腹壁の４領域区分法

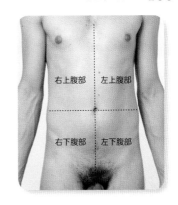

**図6.4　前腹壁の９領域
　　　区分法**

①鎖骨中線（図示）あるい
は傍正中線，②肋下面，
③腸骨結節面，④右季肋
部，⑤心窩部，⑥左季肋
部，⑦右側腹部／腰部，
⑧臍部，⑨左側腹部／腰
部，⑩右鼠径部，⑪恥骨
部（下腹部），⑫左鼠径部

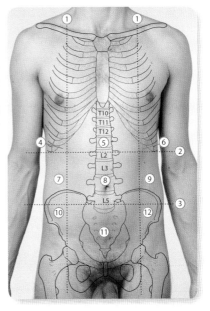

表6.2 前腹壁の4領域区分法と9領域区分法の指標

	水平面	垂直面
4領域区分法	臍横断面	前正中線(正中)
9領域区分法	肋下面,腸骨結節面*	鎖骨中線(右,左)あるいは鎖骨中線と鼠径中点を通過する傍正中線(右,左)

*幽門横断面と棘間面が水平面として代わりに用いられることがある.

6.3 筋,腱,腱膜

　腹壁の前外側の大部分は,肋骨弓と骨盤帯の間を結ぶ3つの大きく扁平な層状の筋によって形成される(図6.5,図6.6).それぞれの筋は鎖骨中線と正中線の間で腱膜に移行する.横筋筋膜と壁側腹膜は筋の深部に位置する.筋層と筋線維の走行を理解することで,最小限の侵襲で外科的切開が可能となる.

●外腹斜筋　最も浅層の筋.筋線維は第5～12肋骨に起始し,下内側へと走行し,白線,腸骨稜,上前腸骨筋,恥骨結節に停止する.

●内腹斜筋　外腹斜筋の深層に位置する.尾側の筋線維は内側に向かって,頭側は上内側に向かって走行する.胸腰筋膜,腸骨稜,外側鼠径靱帯に起始し,白線,下位肋骨,恥骨上枝,結合腱に停止する.

●腹横筋　最も深層の筋.筋線維は第7～12肋軟骨,胸腰筋膜,腸骨稜,鼠径靱帯に起始し,水平に走り,白線,恥骨上枝,結合腱に停止する.

●腹直筋　正中に位置する一組の帯状の筋であり,恥骨結合,恥骨稜に起始し,第5～7肋軟骨,剣状突起に停止する*.腱画によって,腹直筋に特徴的な缶6本入りパックのような形が認められる.仰臥位の患者に頭部を挙上させることで筋が明らかとなり,それにより筋の機能テストを行うことができる.

●結合腱　結合腱は,恥骨に付着する内腹斜筋腱膜と腹横筋腱膜によって形成される.結合腱は浅鼠径輪の背部に存在する組織を

*訳注　腹直筋の起始停止について,原書では逆の記載になっている.国内の教科書でも同様の記載のものもあるが,腹直筋の起始は下方,つまり恥骨というのが解剖学では一般的である.

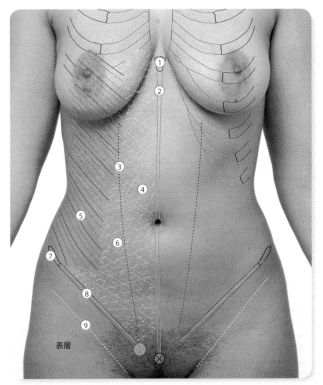

図6.5　前腹壁：表層の筋
①剣状突起，②白線，③半月線（緑線），④腹直筋鞘，⑤外腹斜筋，⑥外腹斜筋腱膜，⑦上前腸骨棘，⑧鼠径靱帯，⑨前大腿皮線（鼠径溝，Holden線），⊗恥骨結節，⊗恥骨結合

補強する．この部位の脆弱性により直接鼠径ヘルニアになる．

　●鼠径靱帯　上前腸骨棘と恥骨結節の間に張った外腹斜筋腱膜によって形成される．前大腿皮線（鼠径溝，Holden線）から上方〜7cmに位置する．鼠径靱

帯は鼠径管の底部および前壁の一部を形成し，大腿三角の上縁を

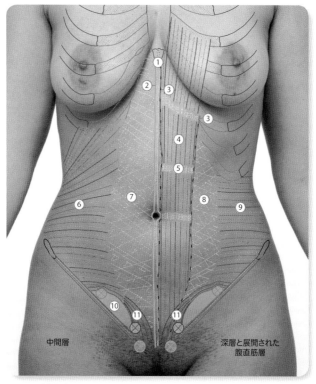

図6.6 前腹壁：中間～深層の筋
①剣状突起, ②白線, ③腹直筋鞘の切離面, ④腹直筋, ⑤腱画, ⑥内腹斜筋,
⑦内腹斜筋腱膜, ⑧腹直筋腱膜, ⑨腹横筋, ⑩鼠径靱帯の後壁を形成する
横筋筋膜（白色の範囲）, ⑪結合腱, ⊗深鼠径輪の位置, ⊗浅鼠径輪の位置,
◯恥骨結節

作る.
●白線　正中に位置する触知可能な縫線（帯）であり，剣状突起か
ら恥骨結合に至る. 扁平な腹壁筋群の腱膜によって形成され，比
較的血管や神経が疎であることから，腹腔内へ外科的にアクセス
するルートとなる.
●腹直筋鞘　腹直筋および下腹壁動静脈を含む. 扁平な腹壁筋群
の腱鞘によって形成される.

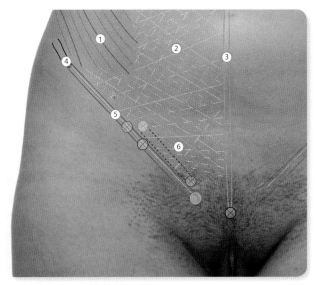

図6.7 鼠径管：深鼠径輪と浅鼠径輪
①外腹斜筋，②外腹斜筋腱膜，③白線，④上前腸骨棘，⑤鼠径靱帯，⑥鼠径管(黒の点線)，⊗鼠径靱帯の中点，⊗深鼠径輪の位置，⊗鼠径中点，⊗浅鼠径輪の位置，◯恥骨結節，⊗恥骨結合

●半月線　腹直筋の外側縁であり，第9肋軟骨から恥骨結節にかけて弧状の溝として認識・触知される．

6.4 鼠径管

位置と鼠径輪

鼠径管は前腹壁下部の通過路であり，深鼠径輪と浅鼠径輪の間の鼠径靱帯の内側半分の1〜2cm直上を通過する（**図6.7**）．

- **深鼠径輪**は鼠径中点と鼠径靱帯の中点の間に位置し，鼠径靱帯の上方〜1cmにある．ここは，腹腔から鼠径管への入り口と

なっている．間接鼠径ヘルニアは，深鼠径輪を介して鼠径管内へと陥入する．大腿動脈の拍動は鼠径中線レベルの鼠径靱帯のすぐ下方（あるいはその内外側方のそれぞれ1.5 cm以内）で触知される．深鼠径輪の内側縁は下腹壁動脈が精索ないし子宮円靱帯を横切るところに位置する．

- 浅鼠径輪は恥骨結節のすぐ外側上方に位置し，男性において精索が触知される領域である．浅鼠径輪は外腹斜筋腱膜に沿った鼠径管の出口となる．結合腱は浅鼠径輪を後方から補強する（**図6.6**）．

鼠径管は，特に男性においては脆弱な領域であり，ヘルニアを生じる領域である．外科的なヘルニア修復術は，浅鼠径輪から上前腸骨棘に向かう鼠径溝の上方7 cm以内を切開して行われる．

> **Clinical Insight**
>
> **指挿入試験**　男性において，鼠径ヘルニア陥入後に指を浅鼠径輪に挿入し，患者に咳を促す．指先に腫瘤が触れれば間接鼠径ヘルニアである．

鼠径中点と鼠径靱帯の中点

鼠径中点と鼠径靱帯中点は，深部構造の位置を知るために参考となる指標である（**図6.7**）．

- 鼠径中点は上前腸骨棘と恥骨結合の中間点である．大腿動脈の拍動が，その内外側～1.5 cmに触れる．
- 鼠径靱帯の中点は上前腸骨棘と恥骨結節の中間点である．鎖骨中線を通過することが多い．

鼠径管の内容

鼠径管は以下の構造を内包する．

- 腸骨鼠径神経，陰部大腿神経の陰部枝
- 精索およびその被膜（男性）
- 子宮円靱帯およびその被膜（女性）

◉**精索**　精索は，浅鼠径輪から精巣の上極へと連続する軟らかい線維の集合体あるいは索状構造物として触知できる（**図6.8**，図7.20も参照）．

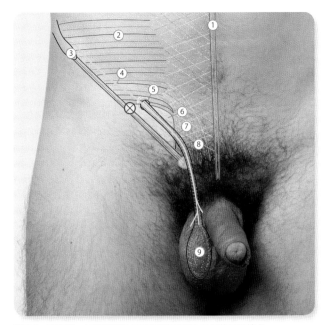

図6.8 鼠径管：外腹斜筋および腱膜を除去した状態での精索
①白線，②内腹斜筋，③上前腸骨棘，④腸骨鼠径神経，⑤深鼠径輪，⑥横筋筋膜，⑦精索，⑧結合腱，⑨精巣，⊗鼠径靭帯の中点，◉恥骨結節

精索は以下の構造を含む.
- 輪精管
- 精巣動静脈，精管動静脈，精巣挙筋動静脈
- 腸骨鼠径神経，陰部大腿神経の陰部枝，交感神経

　精索は3層の構造に覆われている．外腹斜筋腱膜（外精筋膜を形成），しばしば腹横筋を伴う内腹斜筋（精巣挙筋および筋膜を形成），腹横筋筋膜（内精筋膜を形成）の3つである．間接鼠径ヘルニアは鼠径管内を通過するため，これらの層構造に覆われる．精索の位置，構造，内容を把握することは精管切除術や診察に有用である．例えば，精索静脈瘤（蔓状静脈叢）は不整な精索腫脹を生じる.

6.5　神経，血管，リンパ管

デルマトーム（皮節）

　腹部のデルマトーム（皮節）は，脊柱中線から前正中線にかけて腹壁を弧を描いて前下方に向かう（図1.38参照）．上方では胸椎の脊髄神経が肋骨弓で前腹壁に出現し，外科的切開や胸腔穿刺の際に損傷のリスクとなる領域である．隣接するデルマトームはオーバーラップしうる．3つのデルマトームの指標となるものが前腹壁にある．

- 第6胸神経：剣状突起レベル
- 第10胸神経：臍部レベル
- 第1腰神経：鼠径靱帯のすぐ下のレベル

腹腔内の血管構造

　腹腔内の主要な血管は横隔膜を貫通し（**表6.8**，図5.3参照），正中近くを走行してから，骨盤の縁を走行し，下肢へと繋がる（**図6.9**，**図6.20**）．臍部付近のレベルでは皮膚と腹大動脈の距離は3 cm程度しかないこともある（**図6.10**）．このことは腹腔穿刺を行う際に留意すべきである．

腹大動脈とその分枝

　腹大動脈は第12胸椎レベルで横隔膜を通過し，正中ないしはやや左側を走行する．特に痩せた患者においては，大動脈の拍動を仰臥位で触知できることが多い．腹大動脈瘤もこの走行するラインに沿って触れることができる．大動脈の主な分枝の位置を理解することは，血管超音波検査や聴診，消化管や骨盤内臓器を支配する関連する自律神経叢の位置を把握するのに有用である．激しい疼痛が持続する患者において，これらの神経叢に画像ガイド下に神経叢ブロックが施行されることがある．

◉**前方への分枝**　3本の主な独立した分枝が関連する自律神経叢とともに分岐する（**表6.3**）．これらの分枝は腹側正中で超音波によって観察できる（**図6.10**）．

◉**外側への分枝**　腎動脈は通常は幽門横断面の第1腰椎下縁レベルで両外側に起始する（第1腰椎下部1/2〜第2腰椎上部1/2の範

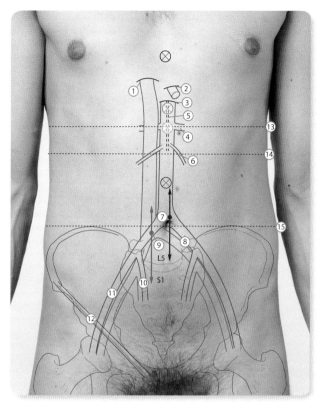

図6.9 腹腔内の血管と横隔膜を貫通する構造(表6.8, 図5.3も参照)
①下大静脈(第11胸椎の上部1/2;古典的には第8胸椎), ②食道(第11胸椎の下部1/2;古典的には第10胸椎), ③腹大動脈(第12胸椎の上部1/2;古典的には第12胸椎), ④腎動脈(第1腰椎, 第1腰椎~第2腰椎の範囲), ⑤**図6.10**の超音波画像のプローブの位置(黒の破線;**図6.15**も参照), ⑥性腺動脈, ⑦第4腰椎のレベルの腹大動脈分岐部(第3腰椎~第5腰椎の範囲, 赤矢印), ⑧左総腸骨動静脈, ⑨第5腰椎レベルの内腸骨動静脈(第4腰椎~第1仙椎の範囲, 青矢印), ⑩右外腸骨動静脈, ⑪右外腸骨動静脈, ⑫鼠径靱帯, ⑬幽門横断面(第1腰椎の下部1/2~第2腰椎の上部1/2;古典的には第1腰椎), ⑭肋下面(第2腰椎;古典的には第3腰椎), ⑬腸骨稜上平面(Tuffier線*)(第4~5腰椎), ⊗腹腔動脈起始部(第12胸椎), ⊗上腸間膜動脈起始部(第1腰椎), ⊗下腸間膜動脈起始部(第3腰椎), ⊗胸骨腱結合(第9胸椎)

*訳注　Jacoby線と同じ. 日本ではJacoby線の方がよく使われる.

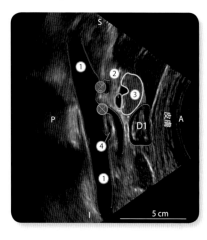

図6.10　超音波では腹大動脈とその関連構造が認識される（プローブは図6.9と図6.15で示された位置）

①腹大動脈，②門脈，③膵臓，④性腺動脈，⊗腹腔動脈起始部，⊗上腸間膜動脈起始部，A：前方，I：下方，P：後方，S：上方，D1：十二指腸第一部（十二指腸球部）

表6.3　正中より分岐する大動脈の分枝および関連する自律神経叢

動脈と神経叢	椎体レベルと起始部の横断面	灌流/支配領域
腹腔動脈	第12胸椎（幽門横断面の上方2〜3cm以内）	前腸
上腸間膜動脈	第1腰椎（幽門横断面）	中腸
下腸間膜動脈	第3腰椎（肋下面の下方2〜3cm以内）	後腸

注：起始部のレベルには変異が起こりうる

囲）．腎動脈は，超音波検査や狭窄に伴う雑音を聴診することで評価できる．

●終枝　大動脈は一般に第4腰椎レベルの高さ（おおよそ腸骨稜上平面に当たる）で，正中線上またはそのすぐ左側で総腸骨動脈に分岐すると言われる．しかし，この分岐位置の範囲は，第3腰椎〜第5腰椎の大半部であるとも言われる．総腸骨動脈は，腸骨結節面の正中線の両側で聴診することができる．総腸骨動脈と外腸骨動脈の位置は，それぞれ大動脈の分岐部〜鼠径中点の内側または外側の±1.5cmまでの領域の上1/3と下2/3にそれぞれある．

静　脈

下大静脈は，通常第5腰椎レベル，すなわち腸骨結節面（第4腰椎上部〜第1仙椎上部の範囲）で両側総腸骨静脈が合流することにより，正中線のすぐ右側から始まる．大動脈と正中面の右側を走行し，胸骨剣面の数cm下方，第11胸椎レベル（古典的には第8胸椎レベルとされていた）で横隔膜を通過し（**表6.8**，図5.3，**図6.9**参照），すぐに右房に流入する．腎静脈は第1腰椎下縁レベル，すなわち幽門横断面ないしその付近で下大静脈に合流する．

門脈は，膵頸部の背側の幽門横断面に近いレベルで始まる（**図6.14**参照）．

腹壁の神経血管束

腹壁の神経と血管は併走し，前正中線に向かって前下方に弧を描いて走行する（**図6.11**）．一般に，これらの神経と動脈はそれぞれのレベルに相当する肋骨の角度に沿って腹壁へと連続し，その走行は正中に近づくにつれて水平に近い角度となる．腹壁の主な神経および血管の走行路は，内腹斜筋と腹横筋の間である．神経および血管はそこから腹直筋を貫通し，腹直筋およびそれを覆う組織に分布する．

これらの神経は外科的手術や鏡視下手術のトロッカー穿刺で損傷しうる（**図6.12**，**表6.4**）．神経の傷害によって，慢性疼痛や腹壁筋麻痺が生じ，付随してヘルニアも生じやすくなる．

腹壁の動脈

肋下動脈や腰動脈は，下行大動脈より前方正中に向かって，腹壁に沿って前下方に弧を描くように走行する．それ以外の血管は様々な走行パターンをとる（**図6.11**）．

- **上腹壁動脈**は，腹直筋鞘内を外側から正中に向かいながら腹直筋深部を下行する．
- **下腹壁動脈**は上方内側へ，鼠径中点（の±1.5 cm以内）から腹直筋鞘下部に向かい，その後，腹直筋の深部を外側から正中に向かいながら上行する．臍レベルまでは正中から前腸骨棘を通過する垂直面までの2/5

Clinical Insight

下腹壁動脈は鏡視下手術のトロッカー穿刺時に避ける必要がある．損傷すると腹腔内出血や腹直筋血腫を生じうる．

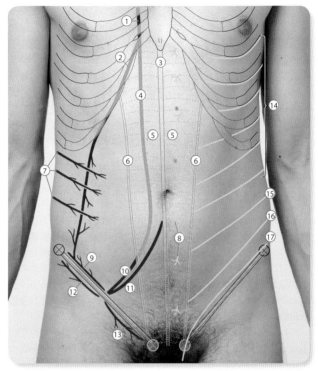

図6.11　前腹壁：神経血管束
①内胸動脈，②筋横隔動脈，③白線，④上腹壁動脈，⑤腹直筋鞘(灰色線)，
⑥半月線，⑦肋間/肋下/腰動脈，⑧肋間神経の前皮枝，⑨深腸骨回旋動脈，
⑩下腹壁動脈，⑪浅腹壁動脈，⑫浅腸骨回旋動脈，⑬浅/深外陰部動脈，⑭
肋間神経(第6～11胸神経)，⑮肋下神経(第12胸神経)，⑯腸骨下腹神経(第
1腰神経)，⑰腸骨鼠径神経(第1腰神経)，⊗上前腸骨棘，◎恥骨結節

に位置する水平線上を走行する．
- 筋横隔動脈は肋骨弓に沿って下外側に向かい，第10肋軟骨の
  レベルから上前腸骨棘に向かって下行する．
- 浅腹壁動脈は鼠径中点(の±1.5 cm以内)から臍部に向かって
  上内側に走行する．
- 浅および深腸骨回旋動脈は鼠径中点(の±1.5 cm以内)から上
  前腸骨棘に向かって浅層および深層を上内側に走行する．

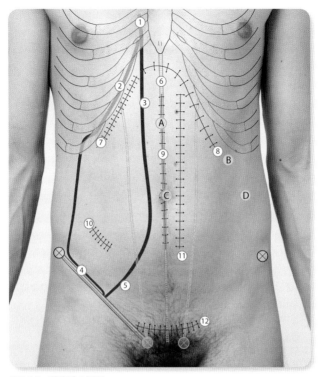

図6.12 前腹壁の切開
①内胸動脈，②筋横隔動脈，③上腹壁動脈，④深腸骨回旋動脈，⑤下腹壁動脈，⑥白線，⑦肋下切開(Kocher切開)，⑧肋下切開の延長(double Kocher/roof top切開)，⑨正中縦切開，⑩McBurney点における皮膚のしわに沿った横切開，⑪傍正中切開，⑫恥骨上切開(Pfannenstiel切開)，⊗上前腸骨棘，⊗恥骨結節，鏡視下手術用ポート(トロッカーの穿刺部位)；Ⓐ Lee-Huang点，Ⓑ Palmer点，Ⓒ臍点，Ⓓ Jain点

- 浅および深外陰部動脈は鼠径中点(の±1.5 cm以内)から恥丘に向かって浅層および深層を下内側に走行する．

リンパ系

臍部より上方の腹壁前外側からのリンパは腋窩および胸骨傍リンパ節に流れ，臍部より下方では浅鼠径リンパ節に流れる．

表6.4　外科的処置/切開で損傷の危険がある腹壁の神経

損傷の危険のある神経	由来レベル	処置/切開(図6.12参照)
肋間神経	第6～11胸神経	胆嚢摘出術における肋下切開(Kocher切開)
肋下神経	第12胸神経	腎切除術における背側切開
腸骨下腹神経	第1腰神経	McBurney点での虫垂切除術における皮膚横切開
腸骨鼠径神経	第1腰神経	帝王切開術における恥骨上切開；鼠径管切開

6.6　腹壁を介する外科的アプローチ

切　開

　外科的切開の位置の選択と大きさは，切開を行う構造，予想される病変および必要とされる視野に基づいて決められる(**図6.12**)．傷害と機能の損失を最小限にするために，腹壁の神経血管束の位置および走行に注意を払わなくてはならない．

- 正中縦切開は白線を垂直に切離し，迅速に到達できる．白線は神経および血管が疎である．

- 傍正中切開は白線と平行に切離し，腹直筋に沿う．腹壁動静脈を同定することができ，温存することが可能である．腹直筋は分離するか，神経温存のために外側に偏位させる．

- 肋下切開(Kocher切開)は肋骨弓と平行に(その2横指下方を)切離し，白線のすぐ外側まで至る．第9胸神経を同定し，温存する必要がある．上腹壁動脈と胸腹部の神経を傷害する危険がある．double Kocher切開は胃および横隔膜へのアプローチを可能とする．

- 恥骨上切開(Pfannenstiel切開)は，恥骨結合の5cm上方を水平に切離し，骨盤臓器へのアプローチや帝王切開術において行われる．腸骨鼠径神経損傷の危険がある．

- McBurney点(右上前腸骨棘と臍部を結ぶ線を3等分した右から1/3の点)における皮膚のしわに沿った横切開は盲腸および虫垂へのアプローチを可能とするが，McBurney点そのものは虫垂の正確な体表指標としては信頼しがたい．腹壁の筋は分離され，横筋筋膜と腹膜は切開される．腸骨下腹神経と腸骨鼠径

表6.5 腹部の4領域区分法の各区分に含まれる臓器

右上腹部	左上腹部
結腸(上行結腸，肝彎曲部)；十二指腸(弓部～水平部)；肝臓；胆囊；胆道；下大静脈；膵臓(頭部，頸部)；胃幽門部；右腎臓；尿管；副腎	結腸(脾彎曲部，下行結腸)；十二指腸(上行部)；左腎臓；尿管；副腎；膵臓(体部，尾部)；脾臓；胃；空腸・回腸
右下腹部	**左下腹部**
結腸(盲腸，虫垂，上行結腸)；下大静脈；右精管；卵巣；卵管；尿管；回腸	結腸(下行結腸，S状結腸)；左精管；卵巣；卵管；尿管；空腸・回腸

神経損傷の危険があり，ヘルニア形成のリスクとなる．

鏡視下手術用ポート（トロッカーの穿刺）

トロッカー穿刺部位は，上腹壁動静脈や腸骨回旋動脈などの腹壁における主な神経血管構造(**図6.11**，**図6.12**)，腸管や臓器や主要動静脈などの腹部の深部構造(**図6.9**，**図6.14～図6.17**)を避けて選ぶ必要がある．主なトロッカー穿刺部位を以下に示す．
- Lee-Huang 点は正中線上の剣状突起と臍の中間点に位置する．トロッカーは白線を貫通する．
- Palmer 点は左鎖骨中線に沿って左肋骨縁の3 cm下方に位置する．この部位でのトロッカー穿刺は，腹腔内の癒着が想定される場合やロボット骨盤手術において気腹を行う場合に有用である．腫大した脾臓は損傷のリスクである．
- Jain 点は臍横断面と上前腸骨棘から2.5 cm内側の点を通過する垂直面の交差部に位置する．これは脾臓や胃の手術の既往がある患者において骨盤へのアクセスに適している．
- 臍点は臍あるいはそのすぐ周辺に位置する．

6.7 臓 器

領 域

◉4領域区分法　臓器の局在を把握することは，診察や処置を正しく行う上で非常に大切である．腹部臓器の位置は4領域区分法によって表される(**表6.5**)．

●**9領域区分法** 9領域区分法を用いた臓器の位置表記は，多くの臓器がその境界領域にまたがりうるために，4領域区分法よりも正確性に欠ける．一般的な臓器の分布は以下のようになる．

- 心窩部は胃，肝臓，胆嚢，横行結腸，小網，腹大動脈，十二指腸，膵臓，腎臓，副腎，腹腔動脈および腹腔神経叢，上腸間膜動脈および上腸間膜動脈神経叢を含む．
- 臍部は小腸，腸間膜根，腹大動脈，下腸間膜動脈，下腸間膜動脈神経叢および下大静脈を含む．
- 恥骨部は小腸，S状結腸，上部直腸，卵巣，卵管，拡張時の膀胱，腫大時の卵巣および総腸骨動静脈を含む．
- 左右季肋部は横隔膜，肋骨横隔洞を含む．左季肋部はさらに胃，脾，膵尾部，結腸脾弯曲部を，右季肋部は肝臓，結腸肝弯曲部を含む．
- 側腹部（腰部または脇腹）は小腸を，右側は上行結腸を，左側は下行結腸を含む．
- 鼠径部（腸骨窩ともいわれる）は，右側は盲腸と虫垂を，左側はS状結腸を含む．

> **Clinical Insight**
>
> 膀胱は，恥骨上アプローチによってカテーテルを挿入できる．カテーテルは前腹壁を貫通するが，腹膜は貫通しない．

疼痛の局在

痛みの位置は9領域区分法を用いて表され，鑑別診断の足がかりとなる．消化管（前腸，中腸，後腸）由来の真の内臓痛は，しばしば正中の3領域に現れる．内臓特異的な疼痛はその内臓が占める領域に認識される（**表6.6**）．

> **Clinical Insight**
>
> 腹部の局所的な病変，液体貯留や遊離ガスによる横隔膜の刺激は，横隔神経（第3〜5頸神経）を介するため肩痛を生じる．

肝臓と胆嚢

●**肝臓** 横隔膜下，主に右季肋部および心窩部に位置する（**図6.13〜図6.16**）．左葉は左季肋部まで至る．**表6.7**に示す3点の間に位置する．

肝の下縁は右肋骨弓に重なり，正常では通常呼吸における吸気

表6.6　腹部の9領域区分法に基づく領域の局在ならびに内臓の疾患による関連痛

右季肋部	心窩部	左季肋部
肝膿瘍；肝炎；胆嚢と胆道；胆嚢炎；胆石	前腸領域の痛み；大動脈瘤；膵炎；潰瘍；胃炎；逆流性食道炎；心筋梗塞；心膜炎	便秘；脾梗塞；膿瘍；腸炎；憩室炎；腎盂腎炎
右側腹部/腰部	**臍部**	**左側腹部/腰部**
上行結腸炎；腎結石；腎盂腎炎	中腸領域の痛み；小腸炎；小腸閉塞；腸間膜動脈閉塞	下行結腸炎；腎結石；腎盂腎炎
右鼠径部	**恥骨部**	**左鼠径部**
虫垂炎；性腺の疾患；胃腸炎；鼠径ヘルニア	後腸領域の痛み；子宮の異常；尿路感染あるいは尿路閉塞；内膜症；骨盤内感染症	憩室炎；結腸炎；性腺の疾患；鼠径ヘルニア；潰瘍性大腸炎

時に肋骨弓の下方に触知されない．しかし，健康な成人における深吸気時や肝臓に疾患や転移性病変があるときには触知される．肝臓は通常，前正中線と交差する肋骨弓の下側に位置する．右葉は右側腹部/腰部まで進展しうる（この変異は Riedel 葉と呼ばれる）．肋骨が右季肋部に位置することで横隔膜は挙上され，吸気時には肝臓は下方へと移動する．

●**胆嚢**　肝下面に位置し，胆嚢底部は第9肋軟骨先端に近接する．この位置の胆嚢は超音波で観察することができる（**図6.13**）．胆嚢炎では，第9肋軟骨レベルあたりの右肋骨弓を圧迫した状態での吸気は疼痛を誘発する（Murphy 徴候）．

> **Clinical Insight**
>
> 前後および外側の肝臓の表面は肋骨横隔洞によって囲まれる．そのため，経皮的針生検において気胸の危険性がある．

胃，十二指腸，膵臓

●**食道**　食道は第11胸椎椎体の下半部（古典的には第10胸椎）の正中あるいはそのすぐ左側で横隔膜を通過する．しかし，これは変動しうる（**表6.8**，図5.3，**図6.9**）．

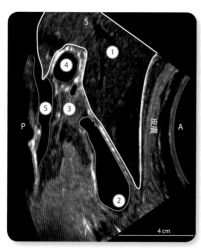

図6.13　腹部臓器を描出した超音波画像（プローブの位置は図6.15に示されている）
①肝右葉，②胆嚢底部，③総胆管，④門脈，⑤下大静脈，A：前方，I：下方，P：後方，S：上方

表6.7　前胸壁に投影した肝臓の体表指標

部位	体表指標
左上部	鎖骨中線あたりの第5肋間あるいは第6肋骨
右上部	鎖骨中線あたりの第5肋骨あるいは第5肋間
右下部	中腋窩線あたりの右第10肋軟骨

表6.8　横隔膜を通過する臓器の椎骨レベルの高さ（CTによる）

内臓	CTでのレベル[1]（古典的なレベル）	CTでの範囲[2]	最大範囲
下大静脈	第11胸椎上半部（第8胸椎）	第10胸椎〜第11胸椎	第8/9胸椎椎間板〜第12胸椎
食道	第11胸椎下半部（第10胸椎）	第11胸椎〜第12胸椎	第9胸椎〜第12胸椎/第1腰椎椎間板
大動脈	第12胸椎上半部（第12胸椎）	第11胸椎〜第12胸椎	第10胸椎〜第1腰椎

「上半部」と「下半部」はそれぞれ椎体の「上半部」と「下半部」を示す．
[1]CT画像データによる．[2]70〜80％にみられる高さ．古典的なレベルは解剖実習体による研究データに基づく（図5.3，**図6.9**参照）

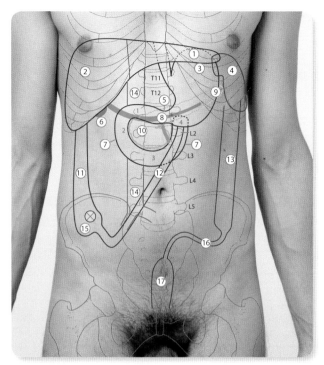

図6.14　腹部臓器と腸間膜付着部
①胃吻門部を覆う肝左葉，②肝右葉，③胃，④脾臓，⑤胃幽門部，⑥胆囊底部(第9肋軟骨先端；緑)，⑦十二指腸(4領域に区分される)，⑧膵頸部および休部とその後方で形成される門脈(青)，⑨膵尾部，⑩膵頭部，⑪上行結腸，⑫小腸間膜付着部の線(小腸間膜根部)，⑬下行結腸，⑭下大静脈，⑮盲腸，⑯S状結腸間膜付着部の線，⑰直腸，⊗盲腸の後方に付着する虫垂

●**胃食道接合部**　胃食道接合部は第11胸椎(範囲：第11胸椎上部1/2～第11/12胸椎椎間板まで)の左側に位置する．女性ではより低位に，肥満ではより高位に位置することがある(**図6.15**)
●**胃**　大きさと位置が大きく変わりうるが，主に心窩部と左季肋部に位置する(**図6.14**)．胃底部は鎖骨中線上のおよそ左第5肋軟骨レベルの横隔膜下に位置し，立位X線像ではガスが溜まる部位である．幽門は正中あるいはそのすぐ右側の幽門横断面(第1腰椎レベル)に位置する．心窩部の触診で胃の腫瘍を触知でき，

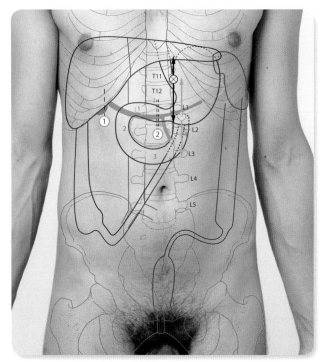

図6.15　腹部臓器と腸間膜付着部，胃食道接合部と十二指腸空腸曲，図6.10と図6.13の超音波画像のプローブ位置（図6.14の臓器の位置を参照）

①**図6.13**の超音波画像のプローブ位置；プローブは下大静脈の方向に向けられる（破線），②**図6.10**の超音波画像のプローブ位置（二重破線），⊗正中線の左側にある第11胸椎レベルの胃食道接合部（矢印は位置の範囲），⊘正中線の左側にある第1腰椎レベルの十二指腸空腸曲（矢印は位置の範囲）

聴診で小腸閉塞に伴う異常蠕動音を聴取できる.

◉十二指腸　幽門横断面で胃の幽門部から連続する（すなわち第1腰椎レベル）. 十二指腸はC字形で4つの部位に分けられる（**図6.14**，**図6.15**）.

- 第1部は，幽門横断面に沿ってあるいはそのすぐ上で右第9肋軟骨のレベルに向かう.
- 第2部は，第2腰椎と第3腰椎の右側を下行する.

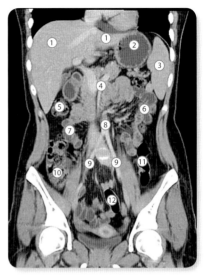

図6.16　腹部CT冠状断像：臓器と動脈
①肝臓，②胃（吻門部），③脾臓，④上腸間膜動脈，⑤結腸肝弯曲部，⑥空腸，⑦回腸，⑧腹大動脈，⑨総腸骨動脈，⑩盲腸，⑪下行結腸，⑫S状結腸

- 第3部は，第3腰椎のレベルで正中線を通過する．
- 第4部は，第2腰椎の左側で上行し，男性では第1腰椎，女性では第2腰椎のすぐ左側で（第11胸椎の下部1/2〜第3腰椎の上部1/2の範囲），腸間膜根部の前方を通過し小腸に至る．

●膵臓　腹部後壁に位置する．膵頭部と鉤状突起は十二指腸のC字形の領域にはまり込むように存在し，正中線の右側でおおよそ肋下面と幽門横断面の間に位置する．膵頸部は幽門横断面（第1腰椎のレベル），しばしば十二指腸第一部の後方で，正中を越えて左側に向かう．膵頸部は門脈の前方に位置する（**図6.10**，**図6.14**，**図6.15**）．膵尾部は脾臓の方向に向かって左季肋部に至る．

脾　臓

　脾臓は左季肋部の後外側，通常の場合は第10〜12肋骨（古典的には第9〜11肋骨），横隔膜および肋骨横隔洞の深部に位置し，その長軸方向は第11肋骨（古典的には第10肋骨）と並行する（**図6.14〜図6.19**）．脾臓はしばしば中腋窩線から約3cm前方にまで達する．腫大した脾臓は右腸骨窩の方向に向かって左肋骨弓から突出する．肋骨の外傷によって脾臓およびそれを覆う壁側胸膜が損傷し，血気胸を生じることがある．

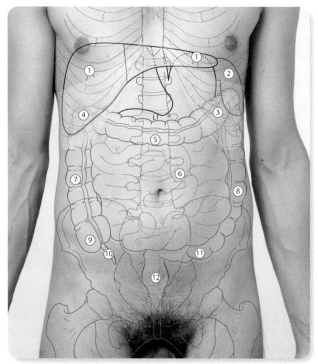

図6.17　小腸と大腸
①肋骨横隔洞（白の斑点部），②脾臓，③結腸脾弯曲部，④結腸肝弯曲部，⑤横行結腸，⑥小腸（回腸，空腸），⑦上行結腸，⑧下行結腸，⑨盲腸，⑩虫垂，⑪S状結腸，⑫直腸

小腸と腸間膜根

　空腸と回腸からなる小腸は主に臍部および恥骨部に位置するが，両側の腰部および鼠径部に広がる（**図6.16**，**図6.17**）．小腸間膜は腹部後壁に付着する（**図6.14**，**図6.15**）．腸間膜根は第1腰椎椎体のすぐ左側あるいは幽門横断面の近傍（第11胸椎〜第3腰椎の範囲）から右下方に向かい，右仙腸関節の前方近傍（棘間面）に至る．

盲腸と虫垂

　盲腸は右腸骨窩で回盲部を介し，回腸から連続する．虫垂は通

図6.18　腹部CT冠状断像：小腸と大腸
①肝臓，②胃，③脾臓，④胆囊，⑤結腸肝弯曲部，⑥結腸脾弯曲部，⑦回腸，⑧横行結腸（下垂している），⑨盲腸

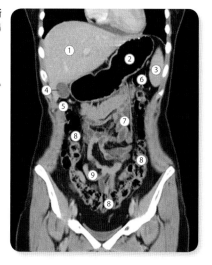

常，盲腸の後面より起始し，体表からの指標は上前腸骨棘と臍を結ぶ線のおおよそ1/3上にあるMcBurney点である．虫垂の位置は盲腸の後面から骨盤腔内まで様々である．

結腸と結腸間膜

　上行結腸は，右腸骨窩に位置する盲腸から連続，上行して右側腹部から右季肋部に至り，肝弯曲部で肝臓に接して左側に向かい，横行結腸に連続する（**図6.17**）．横行結腸は左季肋部へと向かい，脾弯曲部で脾臓に接して下行し，下行結腸へと連続する．横行結腸は臍部ないし恥骨部まで垂れ下がることがある（**図6.18**）．

　横行結腸間膜は幽門横断面で腹部後壁に付着する．下行結腸は左腸骨窩まで下行し，S状結腸へと連続し，第3仙椎レベルの正中付近で直腸へと連続する．

腎臓，尿管，腎臓角（renal angle）

●腎臓　腎臓は後腹壁，正中線および脊柱の両側に位置し，右腎は通常，左腎の下方～2cmにある（**図6.19**，**図6.20**）．たいていの場合，左腎は第12胸椎～第3腰椎の間に位置し，右腎は第1腰椎～第4腰椎の間に位置する．腎臓は最も高位で第11胸椎（腎

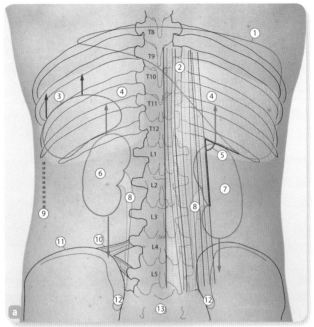

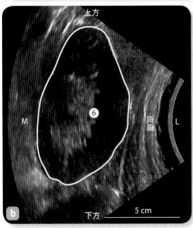

図6.19　後腹壁
①肝臓，②脊柱起立筋群，③脾臓（青）；第10〜12肋骨の深部（矢印は位置の範囲），④肋骨横隔洞に占められるおおよその領域（白の斑点部），⑤腎臓角（renal angle；紫），⑥左腎臓，⑦右腎臓（矢印は位置の範囲），⑧尿管，⑨bの超音波画像のプローブの位置；左腎臓の方向に向けられる（黒線），⑩腸腰靱帯，⑪腸骨稜，⑫上後腸骨棘，⑬仙骨．L：外側，M：内側

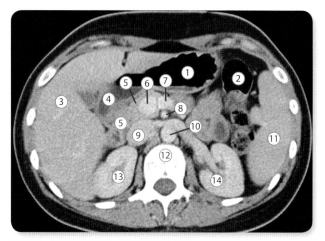

図6.20　腹部CT軸断像：幽門横断面と腎臓
①胃，②横行結腸，③肝臓，④十二指腸第一部，⑤膵臓，⑥門脈の合流，
⑦脾静脈，⑧上腸間膜動脈，⑨下大静脈，⑩腹大動脈，⑪脾臓，⑫第1腰
椎椎体下部，⑬右腎，⑭左腎と腎門部の腎静脈

上極），最も低位で第5腰椎（腎下極）に位置することがあり，深
吸気や仰臥位から立位への体位変換により下方に2cm以上移動
しうる．腎門部は通常，第1/2腰椎椎間板あるいは第2腰椎（肋下
面；古典的には第1腰椎とされる）に位置し，右腎門は左腎門よ
りわずかに低位である（図5.3も参照）．両腎の上部（上極）は，通
常第12肋骨の前方，ときに第11肋骨の前方に一致する．腎の後
面は横隔膜および関連する領域の肋骨横隔洞に覆われる．

　健常者において，腎は簡単には触知できない．しかし，腎の下
方の領域である**腎臓角（renal angle）**すなわち第12肋骨の下縁と
脊柱起立筋の外側辺縁の間の領域で触知できることもある．
●**尿管**　尿管は第2腰椎（第1〜2腰椎棘間）レベルの腎門部から
連続し，椎体横突起の先端
（椎骨傍線）に沿って下行す
る．これらの横突起は尿路
結石を探す際にX線写真
上で有用な指標となる．

Clinical Insight

　便は，特に便秘の際に下行結腸
やS状結腸で，押すと固い腫瘤と
して（指診で）触知することができる．

骨盤部，会陰部

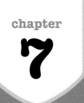

骨盤部

　骨盤部は腹骨盤腔の下端に位置する．この領域は，骨盤，骨盤腔，骨盤帯という用語がしばしば用いられる．これらの用語の解剖学的定義を**表7.1**に示す．

会　陰

　会陰とは骨盤底の下に位置するおおよそダイヤモンド型の領域である．会陰は尿生殖三角と肛門三角に分けられる．尿生殖三角には男女の外生殖器および随意筋である尿道括約筋が含まれる．肛門三角には肛門管，随意筋である外肛門括約筋と不随意筋である内肛門括約筋が含まれる．会陰の外側部には脂肪を多く含む坐骨肛門窩があり，膿瘍や瘻孔形成をきたしやすい．

機　能

　骨盤帯は二足歩行を可能にし，脊柱と下肢との間で力が伝達される．骨盤腔は多くの臓器を含み，保護している．直腸・膀胱・尿管は両性にあり，子宮・卵管・卵巣・腟は女性に，前立腺・精嚢・精管は男性にある．

表7.1　骨盤の構造と領域の定義

構造/領域	定義
骨盤帯	寛骨と仙骨からなる骨性の輪
骨盤	骨盤帯に囲まれた領域．大骨盤と小骨盤に分けられる
大骨盤	骨盤腔の上方に位置する領域で腸骨窩に含まれる．腹腔の下部を形成する
小骨盤	骨盤腔の下方に位置し，骨性の骨盤腔に囲まれた領域と会陰からなる
骨盤腔	骨盤上口の横断面と骨盤底筋群の間にある小骨盤の領域

7.1　骨，関節，靱帯

　骨盤帯は左右の寛骨と仙骨で作られる．寛骨は腸骨，坐骨，恥骨の3つの骨からなり，思春期に癒合する（**図7.1**，**図7.2**）．骨の指標の多くは腹部，下肢，背部と共有している．これらの骨は容易に触知することができ，重要なレベルや特徴を見つける上での指標となる．

腸　骨

　腸骨は上方に位置している．骨の大部分は触知できる．

- **腸骨稜**は上前腸骨棘から上後腸骨棘まで容易に触知できる．
- **上後腸骨棘**は従来から第2仙椎の椎体および仙骨三角の底辺の指標となり，仙骨硬膜外麻酔時の目印として用いられる．上後腸骨棘のレベルに第1仙椎または第2仙椎の棘突起が位置し（第5腰椎/第1仙椎の棘間〜第3仙椎の棘突起までの領域），触診で同定する．
- **上前腸骨棘**は腸骨稜の最前部の突起であり，視認および触診可能であることが多い．
- **腸骨結節**は上前腸骨棘の後方5〜7 cmに触知でき，第5腰椎の椎体の指標となる．
- **腸骨稜の最高点**，すなわち腸骨稜上平面のレベル（Tuffier線[*]）は後方に位置する．通常，第4腰椎の棘突起または第4/5腰椎の棘間の指標となる（表6.1参照）．この指標は腰椎穿刺（Chapter 5.1参照），硬膜外または脊椎麻酔時に使用される．

坐　骨

　坐骨は後下方に位置している．骨の大部分は触知できる．

- **坐骨枝**は坐骨体から前上方に向かい，恥骨下枝に結合する．
- **坐骨結節**は骨盤帯を作る骨の最下部にあり，曲線を描いている．坐位で体幹の重量を受け，坐骨直腸窩の側方で触知しうる．

> **Clinical Insight**
>
> 　坐骨結節は滑液包に覆われており，炎症を起こすと坐ったときや触知により局部の痛みや圧痛を生じる．

---

[*]訳注　Jacoby線と同じ．日本ではJacoby線の方がよく使われる．

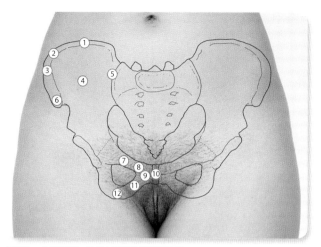

図7.1　女性骨盤：骨および骨性指標（前面）
①腸骨稜の最高点（後方に位置する腸骨稜上平面），②腸骨稜，③腸骨結節，
④腸骨，⑤仙腸関節，⑥上前腸骨棘，⑦恥骨上枝，⑧恥骨結節，⑨恥骨体，
⑩恥骨結合，⑪恥骨下枝，⑫坐骨結節

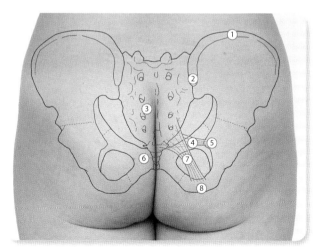

図7.2　女性骨盤：骨，骨性指標および靱帯（後面）
①腸骨稜の最高点（腸骨稜上平面），②上後腸骨棘，③仙骨，④仙棘靱帯，
⑤坐骨棘，⑥尾骨，⑦仙結節靱帯，⑧坐骨結節

- 坐骨棘は坐骨結節より後上方に位置し，内側に突出している．直腸診や内診時に触知でき，会陰部の麻酔時に陰部神経を同定する指標となる．

恥　骨

恥骨は前方に位置しており，容易に触知できる．骨の大部分は触知できる．

- 恥骨体は正中にある恥骨結合の両側に位置する．
- 恥骨上枝は後側方に向かい，腸骨と坐骨に結合する．
- 恥骨下枝は下側方に向かい，坐骨枝と結合する．
- 恥骨結節は恥骨体の上縁にある突出した指標で，正中から2〜3cmの場所に位置する．浅鼠径輪が上外側方に位置する．

靱　帯

◉**仙結節靱帯と仙棘靱帯**　これらの靱帯は仙骨と坐骨，尾骨と坐骨を繋いでいる（**図7.2**）．殿部領域の構造の位置を把握するときの有用な指標となる（Chapter 8.1，図8.4参照）．両靱帯とも直腸診で触知しうる．

- 仙結節靱帯は，仙骨下部，尾骨，腸骨から坐骨結節の後方に向かう．痩せた人では大殿筋の下部線維を介して触知できる．
- 仙棘靱帯は，仙骨下部と尾骨から坐骨棘に向かう．この靱帯は坐骨孔を大坐骨孔と小坐骨孔とに分け，骨盤底の後方をなす．外側には陰部神経が存在し（**図7.21**），この部位では神経ブロックが行われる．

関　節

骨盤帯にある2つの主な関節は体表からもX線像からも同定できる（**図7.3**）．

- 恥骨結合は正中矢状断で前方に位置しており，両側の恥骨体の間に存在する．妊娠後期には局所的な疼痛の原因となる．
- 仙腸関節は仙骨と腸骨の間で後方に位置しており，その中点は上後腸骨棘の深部に位置している．仙腸関節の傷害による疼痛は殿部，会陰，腸骨稜，肛門周囲に広がり，男性においては精巣，陰嚢，陰茎に波及する．

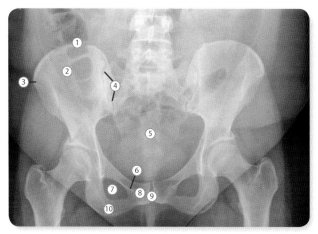

図7.3　骨盤のX線像
①腸骨稜の最高点（腸骨稜上平面），②腸骨，③上前腸骨棘，④仙腸関節，
⑤仙骨，⑥恥骨結節，⑦閉鎖孔，⑧恥骨体，⑨恥骨結合，⑩坐骨結節

表7.2　平均的な女性骨盤径

計測部位	説明および測定方法	平均径(cm)*
坐骨結節間距離	坐骨結節間の距離	12
坐骨棘間距離	坐骨棘間の距離：内診で計測する	11
対角結合線	岬角から恥骨結合の外側までの距離：内診で計測する	12
真結合線	岬角から恥骨結合の内側までの距離：対角結合線から1.5cmを引いて推測する	10.5
*測定値は個人によって異なる．		

骨盤の計測

　小骨盤は女性の産道となる．小骨盤を形成する骨の特定の部位の距離が，経腟分娩が可能であるかを決定する際に用いられることがある．距離の計測は画像検査によって行われることが多いが，中には触知可能な骨を使って計測することもできる（**表7.2**，**図7.4**，**図7.5**）．

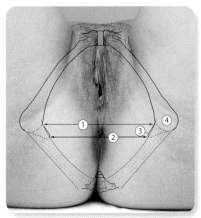

図7.4 女性の会陰 :骨盤の径
①坐骨結節間距離，②坐骨棘間距離，③坐骨棘，④坐骨結節

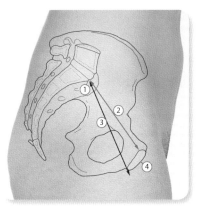

図7.5 女性骨盤の側面像：骨盤の径
①岬角，②真結合線，③対角結合線，④恥骨結合

7.2 会　陰

尿生殖三角と肛門三角

　会陰はおおよそダイヤモンド型で骨盤底筋群の下方に位置し，骨盤帯の下部を境界とする．坐骨結節間に引いた線を境に尿生殖三角と肛門三角に分けられる（**表7.3**，**図7.6**，**図7.7**）．

表7.3 尿生殖三角と肛門三角の境界・内容物

三角	境界	内容物
尿生殖三角	坐骨恥骨枝；恥骨体；恥骨結合；坐骨棘間線	外生殖器；会陰膜，浅会陰隙と深会陰隙；尿道，外尿道括約筋；尿道球腺（男性）；大前庭腺（女性）；坐骨肛門窩（前部）
肛門三角	仙結節靱帯；尾骨；坐骨棘間線	肛門管；肛門括約筋；陰部神経；内陰部動静脈；下直腸神経・動脈；坐骨肛門窩；尾骨

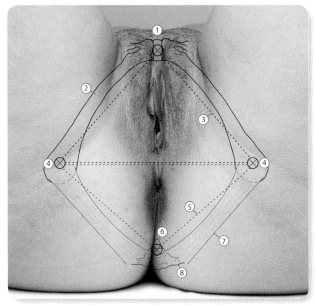

図7.6 **女性の会陰の尿生殖三角と肛門三角**
①恥骨結合，②坐骨恥骨枝（恥骨弓右側），③尿生殖三角の境界（黒点線），④坐骨結節，⑤肛門三角の境界（赤点線），⑥尾骨，⑦仙結節靱帯，⑧仙骨

会陰膜と会陰隙

　尿生殖三角は線維性の会陰膜に覆われており，深会陰隙と浅会陰隙に分けられる．尿生殖三角の裂隙は尿道と腟の通り道となっている（**図7.8**）．

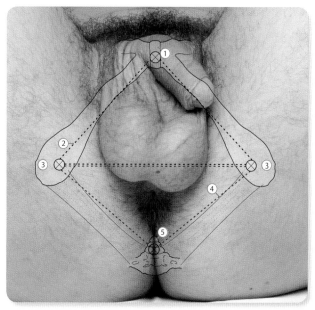

図7.7　男性の会陰の尿生殖三角と肛門三角
①恥骨結合, ②尿生殖三角の境界(黒点線), ③坐骨結節, ④肛門三角の境界(赤点線), ⑤尾骨

- **深会陰隙**は, 下方に位置する会陰膜と上方に位置する骨盤底筋群の間に存在する.
- **浅会陰隙**は, 上方に位置する会陰膜と下方に位置する会陰 (Colles) 筋膜の間に存在する.

◉**会陰 (Colles) 筋膜**　会陰筋膜は皮膚の下にあり, 会陰膜の後方境界および大腿筋膜と結合している. 男性において会陰筋膜は陰嚢と陰茎の肉様膜と連続しており, 男女ともに腹壁の Scarpa 筋膜に繋がっている (**図7.8**). 浅会陰隙の感染, Fournier 壊疽または損傷した陰茎尿道からの尿もれが浅会陰隙 (男性では陰嚢や陰茎を含む) の周りに広がり, 腹壁を上行しうる.

会陰小体と骨盤底

◉**会陰小体**　会陰小体は, 女性では腟と肛門の間, 男性では肛門

図7.8 女性の会陰
   ：会陰筋膜と
   会陰膜

①浅会陰（Colles）筋膜の
結合線，②尿道口および
外尿道口の領域，③腟口，
④会陰膜の領域（灰色の斑
点部），⑤会陰小体

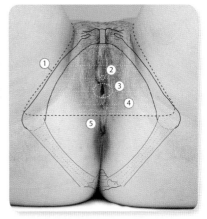

図7.9 女性の会陰
   ：骨盤底筋群

①恥骨直腸筋，②恥骨尾
骨筋，③会陰小体，④腸
骨尾骨筋，⑤坐骨棘，⑥
坐骨尾骨筋（尾骨筋）
原注：肛門挙筋は①，②，
④の筋で形成されている.

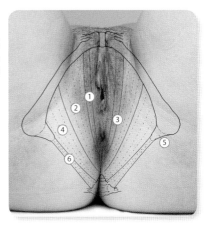

と尿道球の間に位置する正中線上の筋線維性の塊である（**図7.8**，
図7.19）．肛門挙筋，会陰膜，肛門括約筋の共通の結合点として
作用している．そのため，特に女性においては骨盤底をしっかり
としたものにし，骨盤内臓を支持する要となる.

●**骨盤底** 骨盤底は，ボウル状のシートを形成する随意筋（肛門
挙筋と尾骨筋）とその筋膜で形成される（**図7.9**）．筋は会陰膜と
坐骨肛門窩の深部に位置している．肛門挙筋は3つの筋で構成さ
れている.

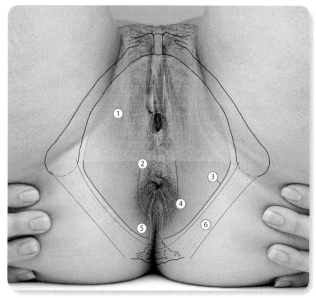

図7.10　女性の会陰：坐骨肛門窩

坐骨肛門窩の前方は深会陰隙に入り，肛門管の後方は左右へ交通する．
①会陰膜（白斑点部），②会陰小体，③坐骨肛門窩の境界縁（紫の陰影部は
坐骨肛門窩を示す），④外肛門括約筋，⑤肛門尾骨靱帯（体），⑥仙結節靱
帯

- 恥骨直腸筋（直腸肛門角を維持することで排便調節の補助をする）
- 恥骨尾骨筋
- 腸骨尾骨筋

　会陰小体または骨盤底が弱くなると，失禁や臓器脱または突出
（膀胱瘤や直腸瘤など）に繋がる．分娩時には会陰切開を行うこと
で，会陰小体が裂けないように保護する．切開は肛門括約筋や肛
門管を避けるため，正中または後外側に入れる．

坐骨肛門窩

　坐骨肛門窩は，楔形の脂肪で満たされた空間であり，骨盤底の
下方で肛門管の両側に位置する（**図7.10**）．両側とも仙結節靱帯
から深会陰隙を通り恥骨まで広がっている．感染や囊胞および瘻

図7.11 肛門

①会陰小体，②肛門管上皮領域（色素沈着部，可視境界を矢印で示す），③肛門弁下端の櫛状線部，④肛門縁および括約筋間溝の領域，⑤肛門尾骨靱帯（体），⑥尾骨，⊗脱出した内痔核の位置（古典的には3・7・11時の位置に形成されると言われている）

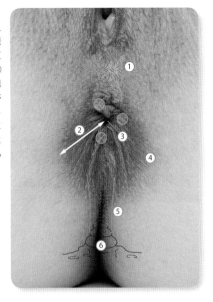

孔形成の起きやすい場所である．感染は，肛門尾骨靱帯（体）の深部にある肛門の後部を経由して正中を越えて広がる．

肛門管

肛門管は会陰小体と肛門尾骨体の間にある肛門三角内に存在する（**図7.11**）．肛門管は内肛門括約筋および外肛門括約筋で形成される輪状筋に囲まれている．例えば馬尾症候群が疑われたとき，括約筋の緊張は直腸診によって評価することができる．肛門管は短く（4cm以下），直腸肛門境界に向けて骨盤底を前上方へと通る．そのため，骨盤臓器の下部に位置する直腸の指診が可能である．

●**櫛状線**　櫛状線は肛門管を囲み，内臓部と体性部を分ける指標となる．櫛状線の下方の色素沈着の強い皮膚は肛門管上皮と呼ばれ，体性神経支配のため痛みを強く感じる．

●**門脈–大静脈吻合と痔核**　肛門管は粘膜下の内直腸静脈叢において，門脈と全身の静脈系の接合部［門脈–大静脈（門脈–体循環）吻合］となる．静脈叢のうっ滞や拡張は櫛状線より上方での痔核の形成に繋がる．肛門管から痔核が脱出すると，砕石位で通常3・

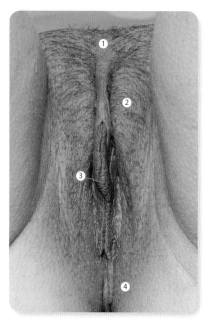

図7.12　女性の外陰部 : 陰唇
①恥丘，②大陰唇，③陰裂内の小陰唇，④会陰小体

7・11時の方向に形成される．外痔核は肛門縁周囲に形成される．外痔核は視認でき，痛みを伴う小さな丸い球または粒のような感触である．血栓を形成し圧痛を伴う場合もある．

7.3 女 性

恥丘と陰唇

● **恥丘**　恥丘は脂肪に満たされた陰毛に覆われた領域で，恥骨体，恥骨結合，恥骨上枝の上に位置する（**図7.12**）．特に妊娠中にみられる恥丘の痛みは恥骨結合に由来し，恥丘の腫れは鼠径ヘルニアの存在を示唆する．

● **大陰唇**　大陰唇の側面，正中線上にある陰裂は小陰唇および腟前庭を含んでいる．大陰唇は結合組織，皮下平滑筋および子宮円

図7.13 女性の外陰部 ：腟前庭

①陰核包皮, ②陰核亀頭, ③陰核小帯, ④大陰唇(開口時), ⑤小陰唇, ⑥外尿道口, ⑦腟前庭の境界(青点線), ⑧腟口, ⑨後陰唇交連, ⑩会陰小体, ⊗大前庭腺の腺管の開口部

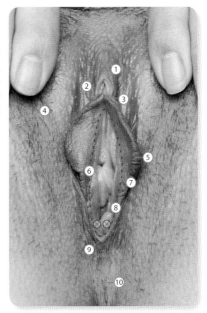

靭帯を含む. 陰唇は前陰唇交連と後陰唇交連で連結している. 子宮円靭帯の脂肪腫および静脈瘤は, 陰唇の腫脹や非還納性の鼠径ヘルニアの症状を呈する.

●**小陰唇** 小陰唇は無毛の皮膚のひだであり, サイズや形は多様である(**図7.13**). 腟口の後方で連結し, 陰唇小帯を形成し, 前方で陰核包皮および陰核小帯を形成する. 陰唇小帯は分娩や性交で損傷を受けることがある.

腟前庭

腟前庭は小陰唇の間に位置する. 腟口および尿道口, 前庭球および大前庭腺を含む(**図7.13, 図7.14**).

●**陰核** 陰核の左右の脚は恥骨下枝と結合し, 表面は坐骨海綿体筋に覆われている. 陰核脚は恥骨結合の付近で骨との接続を離れ, 正中線で左右が結合し, 陰核体を形成する. 陰核亀頭は陰核包皮に覆われている.

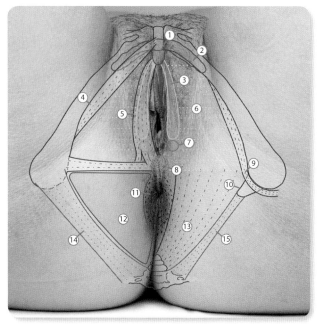

図7.14 女性の外陰部：陰核，筋および大前庭腺
（右側が表層構造，左側が深部構造を示す）

①陰核亀頭，②陰核脚，③前庭球，④陰核脚を覆う坐骨海綿体筋，⑤前庭球を覆う球海綿体筋，⑥会陰膜（白の斑点部），⑦大前庭腺および腟口に繋がる管，⑧会陰小体，⑨内閉鎖筋，⑩坐骨棘，⑪外肛門括約筋，⑫坐骨肛門窩領域は骨盤底筋の浅層に位置する（紫灰色部），⑬骨盤底筋は坐骨肛門窩の脂肪層および会陰膜の深層に位置する，⑭仙結節靱帯，⑮尾骨筋に覆われる仙棘靱帯

●**前庭球** 前庭球は腟口の両側に位置する海綿体組織である．浅会陰隙内で会陰膜に付着しており，球海綿体筋に覆われている．
●**大前庭腺** 大前庭腺は，腟口の後側方で浅会陰隙内に位置している．大前庭腺の腺管は腟口の5時および7時方向に開口しており，性的興奮で粘液を分泌する．感染や炎症を起こすと囊胞（Bartholin腺囊胞）を形成することがあり，大陰唇内の腫瘤として触知される．
●**尿道** 女性の尿道の長さは4cm以内であり，前下方に向かい，

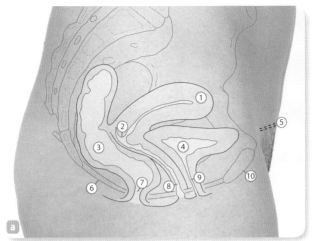

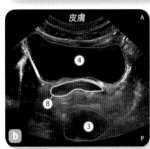

図7.15 女性骨盤の臓器：側面像
①子宮底部, ②子宮頸部, ③直腸, ④膀胱, ⑤bの超音波画像のプローブの位置（黒の破線）, ⑥肛門挙筋（骨盤底筋）, ⑦肛門管（肛門直腸吻合部で角度が変わることに留意）, ⑧腟管, ⑨尿道, ⑩恥骨結合. A：前方, P：後方

骨盤底を通過し腟前壁を沿うように走行する．尿道は尿道口が陰核と腟の間の腟前庭内で開口する．女性への尿道カテーテル挿入は，尿道が短くまっすぐで伸展性があるため比較的容易である．カテーテル挿入の際，最も強い抵抗は外尿道括約筋によってもたらされる．

骨盤内臓器

女性：腟と子宮

●腟　7〜10 cmの長さの筋性の管で開口部から後上方に走行する．前壁と後壁から形成される（**図7.15**）．内診または腟鏡診を

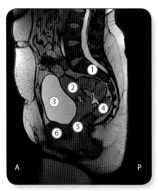

図7.16　女性骨盤の
　　　　MRI正中矢状断像
①仙骨, ②子宮, ③膀胱(充満), ④
直腸, ⑤腟, ⑥恥骨結合, A：前方,
P：後方

施行すると, 子宮頸管が前壁に入ることが分かる.
●子宮　成人では通常, 膀胱の上表面を覆うように位置し, 子宮
底は恥骨の方向を向く. この配列を理解することにより, 双合診
での子宮の大きさと位置の評価が可能となる. 検者の指を子宮頸
管に置き, もう一方の指は恥骨上で後下方に圧をかける. 通常の
位置の子宮(前傾前屈)であれば指と指の間で触れることができる.

男性と女性：膀胱

　膀胱のサイズと位置は様々である. たいてい恥骨結合と恥骨体
の後方に位置するが, 充満および拡張した場合は, より上方のレ
ベルとなる(図7.16). そのため, 正中線上の白線を経由しての
恥骨上からのアプローチによりカテーテルを挿入できる.

7.4　男　性

陰　茎

　陰茎は付着部(根部)と下垂部(体部および亀頭部)からなる. 陰
茎体は薄い可動性のある皮膚で覆われており, 遠位で引き下げる
ことが可能な包皮を形成し亀頭を覆っている(図7.17). 腹側の正
中線上で, 包皮は包皮小帯を介して亀頭に結合している. 包皮小
帯は損傷を受けたり裂けたりすると, おびただしい出血を生じる.

**図7.17　男性外生殖器
：腹側陰茎(尿道面)**
①外尿道口，②陰茎亀頭，
③亀頭冠，④包皮小帯，
⑤包皮(引き下げられた状
態)，⑥(陰茎)尿道海綿体
部を覆う海綿体の側縁

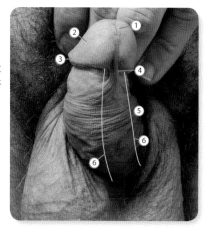

Clinical Insight

　包茎は，包皮を引き下げることができない状態である．嵌頓包茎
は，引き下げられた包皮を亀頭まで戻すことができない状態である．

陰茎海綿体と尿道海綿体

●**陰茎海綿体**　陰茎海綿体は陰茎脚を形成している(**図7.18**，**図
7.19**)．坐骨恥骨枝に付着し，表面は坐骨海綿体筋に覆われてい
る．この筋は勃起を維持するのに役立つ．陰茎脚は恥骨結合付近
で骨との付着を離れ，陰茎体の形成に加わる．持続性で(4時間
以上)疼痛を伴う勃起(持続勃起症)を生じる患者がいる．非侵襲
的な治療が奏効しない場合，広い口径のカテーテルを陰茎海綿体
に挿入し，血液をドレナージする．
●**尿道海綿体**　尿道海綿体は尿道球，陰茎亀頭，陰茎冠，尿道を
含む腹側組織を形成する．尿道球は会陰膜の下面に結合し，球海
綿体筋に覆われており，律動的な尿道の収縮によって射精を起こ
す．

尿　道

　尿道膜性部は尿道球に入り，90°まで前方に曲がり，腹側の陰
茎に沿って尿道海綿体部に続く(**図7.19**)．この角度の変化が，
尿道カテーテル挿入時に問題となる場合がある．尿道は外尿道口

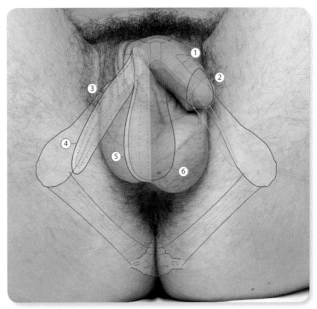

図7.18　男性の会陰：陰茎海綿体と尿道海綿体
　　　　　（右側が表層の構造，左側が筋を取り除いた構造を示す）
①陰茎体の陰茎海綿体（青），②陰茎亀頭，③陰茎脚（陰茎海綿体），④陰茎海綿体を覆う坐骨海綿体筋，⑤尿道海綿体を覆う球海綿体筋，⑥尿道球（尿道海綿体；紫）

で陰茎亀頭の上で開口する．男性の尿道カテーテル挿入は，尿道の角度が尿道球で変化すること，また前立腺に囲まれた伸展性のない隔膜部を有することから，女性に比較して困難となる．

尿道球（Cowper）腺

　尿道球腺は深会陰隙内で外尿道括約筋内に位置し，尿道に対して5時と7時方向にある（**図7.19**）．性的興奮で尿道内に粘液が分泌される．その位置から，腺内の結石，感染，囊胞を会陰の腫瘤として症状を呈することがあり，疼痛が生じ，排便や直腸診で悪化する．

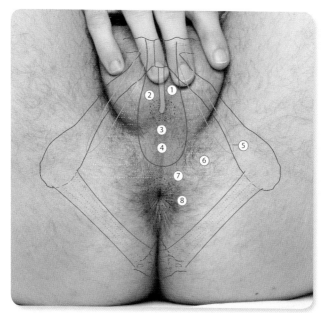

図7.19 男性の会陰：陰茎根部
①(陰茎)尿道海綿体部，②外尿道括約筋(深会陰隙内)，③尿道球(Cowper)腺(深会陰隙内)と尿道に繋がる管，④尿道球(尿道海綿体；紫線)，⑤陰茎脚(陰茎海綿体；青線)，⑥会陰膜(白の斑点部)，⑦会陰小体，⑧外肛門括約筋

陰嚢と精巣

●**陰嚢** 陰嚢は陰毛に覆われた皮膚の袋で，精巣と精索を含み，触診することができる．陰嚢壁は壁内にある皮下の肉様筋の収縮のためにしわが寄っている．

●**精巣** 精巣は，精索に吊るされるようにして陰嚢の中に位置している(**図7.20**)．大きさと位置は様々であるが，たいてい左は右より低い位置にある．精巣は精索と同じ層で覆われているため，間接鼠径ヘルニアでは精巣レベルまで下降する(**表7.4**)．

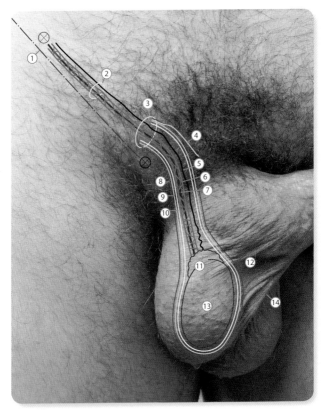

図7.20 精巣と精索
①鼠径靭帯，②鼠径管の中の精索，③浅鼠径輪から出てきた精索，④腸骨鼠径神経(または前陰嚢枝)，⑤精管，⑥蔓状静脈叢，⑦精巣動脈，⑧外精筋膜(外腹斜筋)，⑨精巣挙筋および精巣挙筋筋膜(内腹斜筋および腹横筋)，⑩内精筋膜(腹横筋筋膜)，⑪精巣上体(頭部)，⑫陰嚢の皮膚，⑬精巣(精巣鞘膜に囲まれている)，⑭陰嚢縫線，⊗深鼠径輪の位置，⊗恥骨結節

触 診

　精巣の正常位置と構造の感触を知ることは正確な診察には不可欠である．前壁，内外側の精巣壁は固く滑らかである．精巣上体頭部は精巣の後上方で触知することができる．精巣上体体部と尾部は精巣の後方に触知する．尾部は下方で精管と連結し，固い索

表7.4　精巣の被膜

被膜	定義
外精筋膜	外腹斜筋腱膜の延長およびそれを覆う筋膜
精巣挙筋および筋膜	内腹斜筋と腹横筋の筋膜と筋線維の延長
内精筋膜	腹横筋膜の延長
精巣鞘膜	腹膜の延長；自由な精巣の動きを補助する二層性の漿膜；鞘膜内の液体貯留は陰嚢水腫を形成する

として感じることができる．精管は精巣の内側に沿って上方に走行し，精索と繋がる．通常，導帯，精巣上体，精巣は陰嚢の後壁で結合しており，精巣の回転を防ぐための固定として働いている．この固定が外れると精巣は陰嚢の精巣鞘膜内で捻れて回転する．この状態は精巣が釣鐘状に鞘膜腔に浮かんでいる状態でbell-clapper deformityと呼ばれている．

精　索

精索は浅鼠径輪（恥骨結節の上側方）から精巣上方の孔に向かって走行し，触知可能である．精索の内容物はp190で述べられている．精管は陰嚢壁の上方を通じて精索内で同定でき，男性不妊術（精管切除術）ではこの領域が切断される．腸骨鼠径神経は精索に沿って走行しており，傷害されると感覚喪失や痛みに繋がるため，精管切除術の際にはこの神経を同定して，切らないようにすべきである．

腫　脹

精巣と陰嚢の内部または周囲では多数の腫脹が起こる．
- 精索静脈瘤は蔓状静脈叢の腫脹である．
- 精液瘤は精巣上体の腫脹である．
- 陰嚢水腫は精巣周囲の精巣鞘膜内での漿液性の液体貯留である．通常，検者が陰嚢水腫の上方に指をかざすと，内容液が赤く透けて見える．

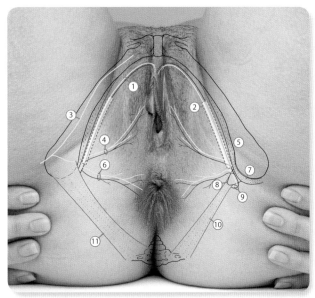

図7.21　女性の会陰：神経血管および陰部神経管
①陰核背神経および動脈，②陰部神経管の境界（白色部を囲む緑色の点線），③後大腿皮神経の会陰枝，④会陰神経および動脈，⑤内閉鎖筋，⑥下直腸神経および動脈，⑦内閉鎖筋腱，⑧坐骨棘，⑨陰部神経および内陰部動脈，⑩仙棘靱帯（仙結節靱帯を除去した），⑪仙棘靱帯を覆う仙結節靱帯

7.5　会陰の神経，血管

陰部神経と内陰部動脈

　陰部神経（第2〜4仙骨神経）と内陰部動脈は，会陰への主な神経血管系を供給する（**図7.21**）．仙棘靱帯周囲を取り巻くように会陰に入り，坐骨肛門窩の側壁に沿って，筋膜に覆われた陰部神経管（Alcock管）の内部を前方に走行し，陰茎または陰核亀頭に向かう．陰部神経，内陰部動脈ともに会陰に供給するための内側へ向かう共通の枝を出す．

- 下直腸神経・動脈は陰部神経管の入口から生じ，下内側を走行して外肛門括約筋および肛門三角の皮膚に供給する．

**図7.22　男性の外陰部：
陰茎の背側の神経血管**
①陰茎提靱帯，②深陰茎
背静脈，③陰茎背動脈，
④陰茎背神経，⑤陰茎海
綿体の境界（青線）

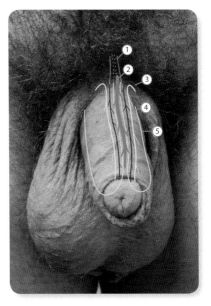

- 会陰神経・動脈は陰部神経管の遠位から生じる．浅・深会陰隙
  を通り，随意筋，海綿体組織，亀頭，外尿道括約筋，腟前庭，
  陰唇および陰嚢の皮膚に供給する．
- 陰茎または陰核背神経・動脈は深会陰隙を通り，陰茎または陰
  核の背側に沿って亀頭へと前方に向かって走行する（**図7.22**）．

局所麻酔

- 陰茎の麻酔は割礼や包皮小帯の修復の際に行われる．恥骨結
  合と陰茎を連結する陰茎堤靱帯の片側に麻酔薬を注入する（**図
  7.22**）．陰茎背神経は陰茎提靱帯とやや突出した深陰茎背静脈
  の両側に位置する．
- 陰部神経の麻酔は会陰の処置や分娩時に施行する．陰部神経は
  坐骨棘付近の仙棘靱帯を囲む部分で麻酔がかけられる．坐骨棘
  は腟を通して触知でき，経腟的に針を挿入することができる．

後大腿皮神経

　後大腿皮神経の会陰枝は，坐骨結節の下方〜4cmを恥骨結合に向かって坐骨恥骨枝に沿って前内側に走行する（**図7.21**）．この枝は会陰の皮膚に分布しているため，会陰を完全に麻酔する際には，この枝もブロックする必要がある．この神経の圧迫は，会陰の疼痛の原因となりうる．

デルマトーム（皮節）

　骨盤帯と会陰を覆う皮膚には，第12胸神経〜第3腰神経と第2〜5仙骨神経の神経が分布する（図1.37，図1.38参照）．主要なデルマトームは以下の通りである．

- 第12胸神経：腸骨稜および鼠径靱帯の上部
- 第1腰神経：鼠径靱帯の下部，陰嚢／陰唇の前方，陰茎の近位部
- 第2〜3仙骨神経：陰茎および陰核の亀頭と体部

Clinical Insight

　若年男性の精巣を冷たい手で触診すると，精巣挙筋筋膜および精巣挙筋の収縮ならびに陰嚢の肉様筋の収縮により，精巣の下降異常の状態を再現することができる．

下　肢

　下肢は，殿部・大腿部・下腿部・足部からなり，股関節を介して骨盤帯とつながる．骨盤帯は，左右の寛骨・仙骨からなる．骨盤帯は，体幹の下部にあたり，大小骨盤を囲んでいる．骨盤帯は，下肢と軸骨格*をつなぎ，下肢と軸骨格の間の荷重および動力を伝えている．

筋膜およびコンパートメント

　強靱な深層筋膜が下肢を取り囲み，筋間中隔を介して骨とつながりコンパートメントを作る（**表8.1**，**図8.1〜図8.3**）．出血や感染によるコンパートメント内圧の上昇（コンパートメント症候群）では，下肢痛および様々な程度の蒼白・脈拍消失・感覚異常・運動麻痺が生じるのが特徴である．

腸脛靱帯

　腸骨稜と脛骨外側顆の前面のGerdy結節の間の大腿筋膜が肥厚し，腸脛靱帯となる（**図8.2**）．この靱帯は，特に膝屈曲位にて荷重した際，大腿・膝外側部でまっすぐな索状物ないしは平坦な領域として観察・触知することができる．

表8.1　**下肢の筋膜・コンパートメント**

領域	筋膜	コンパートメント
殿部	殿筋	殿部
大腿部	大腿筋膜/大腿深筋膜	前・後・内側
下腿部	下腿筋膜/下腿深筋膜	前・後・外側
足部	足背筋膜	背側
足底腱膜	内側・外側・中間・骨間	

*訳注　頭蓋，脊柱，肋骨，胸骨のことを指す．

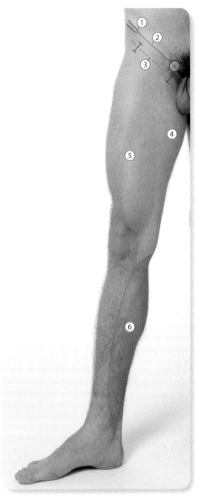

図8.1　下肢のコンパートメント：前・内側面
①上前腸骨棘，②鼠径靱帯，③前大腿皮線（鼠径溝，Holden線）[鼠径靱帯から 6.7 ± 1.9 cm（平均 ± SD）下方（赤いバー），男性に比べ女性では平均 1 cm下方にある]，④大腿内側コンパートメント，⑤大腿前方コンパートメント，⑥下腿後方コンパートメント，⊗恥骨結節

　　腸脛靱帯が大腿骨の外側顆上で過度な摩擦や摩耗を受けると，腸脛靱帯症候群[*]を引き起こすことがある．腸脛靱帯症候群では，局所の運動時痛および圧痛を生じるのが特徴である．

---

[*]訳注　腸脛靱帯炎

図 8.2 下肢のコンパートメント：外側面
①殿部コンパートメント，②腸脛靱帯，③大腿前方コンパートメント，④大腿後方コンパートメント，⑤下腿後方コンパートメント，⑥下腿外側コンパートメント，⑦下腿前方コンパートメント，⑧足背コンパートメント

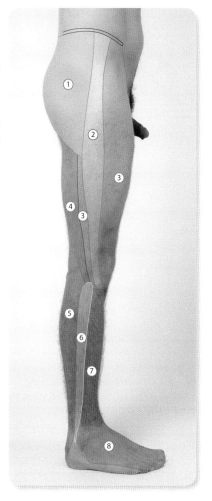

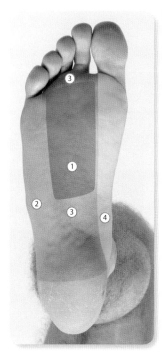

図8.3 足底のコンパートメント
①足部骨間コンパートメント(最深層)，②足部外側コンパートメント，③足部中間コンパートメント(足部骨間コンパートメントより表層)，④足部内側コンパートメント

皮 線

　下肢の皮線は，コンパートメントや関節の指標として用いることができる.

● 前大腿皮線(鼠径溝，Holden線)は，鼠径靱帯から6.7±1.9 cm(男性に対し女性ではさらに1 cm)遠位にあり，股関節屈曲時に観察できる(**図8.1**).この皮線は，大腿筋膜と腹部のScarpa筋膜の接合部であり，そのため会陰および/または腹壁からの感染や尿*が波及する下限を示している.この皮線と鼠径中点を通る垂線との交点は，大腿深動脈が大腿動脈から起始する部位に近い(**図8.17**).

● 殿筋線は，下殿部をほぼ水平に横切り，大腿後方コンパートメントの上限を示している(**図8.4**).

----

*訳注　何らかの原因で尿路外に漏れ出した尿.

図8.4 骨盤帯と坐骨孔の骨学
①大坐骨孔の梨状筋上部（梨状筋上孔），②大坐骨孔の梨状筋下部（梨状筋下孔），③小坐骨孔，④梨状筋，⑤仙棘靱帯，⑥仙結節靱帯，⑦上後腸骨棘と坐骨結節を結ぶ線（線上の印は上方から 30 %，50 %，70 %部を示す；**表8.2**参照），⑧殿筋線

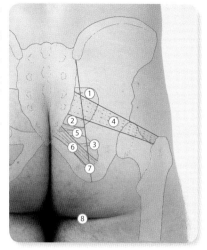

8.1 骨盤帯，殿部，大腿

骨，関節，靱帯

骨盤帯

　骨盤帯の特徴的な所見・関節・靱帯の多くは，Chapter 5・6・7にて紹介している．例えば，坐骨結節や上前腸骨棘などいくつかの特徴的な所見は腱付着部であり，そのため裂離骨折をきたしやすく，突然の強い疼痛・皮下出血・腫脹などの症状が生じる．

●**大・小坐骨孔**　主要な神経・血管と関連がある．梨状筋は仙骨神経叢の後方にあり，大坐骨孔を梨状筋上孔と下孔に分けている．後方から観察した際，2つの孔の内側の境界は，上後腸骨棘と坐骨結節を結んだ線を指標にすることができる（**表8.2**，**図8.4**，**図8.5**）．

●**殿部への注射**　殿筋内へ注射を行う際には，殿筋の下層にある主要な神経血管を避けなければならない（**図8.20**）．大きさや形状の個人差があるため，信頼できる骨性の指標を使う必要がある．背側殿筋アプローチ（**図8.5**）ないしは腹側殿筋アプローチ（**図8.6**）が用いられる．医原性の神経血管損傷の危険性を減らすことができるため，現在のところ後者の方が推奨されている．

表8.2 坐骨孔の体表指標および交通・内容物(図8.4参照)

孔	体表指標	交通・内容物
大坐骨孔の梨状筋上部(梨状筋上孔)	上後腸骨棘と坐骨結節を結ぶ線上の25〜30%部	骨盤腔;上殿神経血管束;仙骨神経叢ブロックの穿刺点
大坐骨孔の梨状筋下部(梨状筋下孔)	上後腸骨棘と坐骨結節を結ぶ線の中点	骨盤腔;下殿・陰部神経血管束;坐骨神経;後大腿皮神経
小坐骨孔	上後腸骨棘と坐骨結節を結ぶ線上の66〜75%部	坐骨肛門窩;陰部神経血管束

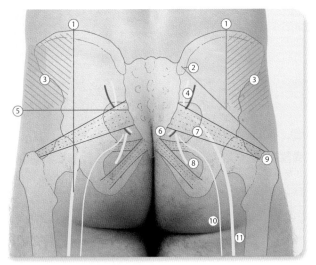

図8.5 殿部の神経血管束と穿刺部位
①腸骨稜の最高点を通る垂直線,②上後腸骨棘と大転子を結ぶ線,③筋肉注射の安全領域(目標となる領域は上外側;緑色の範囲),④上殿神経・血管,⑤腸骨稜と坐骨結節の中間を通る水平面,⑥下殿部神経・血管,⑦梨状筋,⑧陰部神経,⑨大転子,⑩後大腿皮神経,⑪坐骨神経

- **腹側殿筋アプローチ(殿筋三角)**:注射する側とは対側の手掌を大転子上に置き,手指を開いて,第2指(示指)は上前腸骨棘上に置くか上前腸骨棘に向け,第1指(母指)は鼠径部に向け,第

図8.6 患者右側から腹側殿筋（殿筋三角）アプローチの穿刺部位を見たところ
①腸骨稜，②上前腸骨棘，③注射部位は中央にある殿筋三角（緑），④第3指（中指）は第2指から遠くへ開く，⑤第2指（示指）は上前腸骨棘に向ける，⑥母指は鼠径部に向ける，⑦検者の左手掌は患者の右の大転子に置く

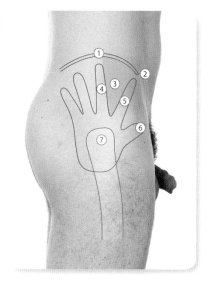

3指（中指）はできる限り遠くに広げる．穿刺部位は，示指・中指と腸骨稜で作る三角形の中央となる．
- 背側殿筋アプローチ：以下のどちらの方法も，安全領域である中殿筋の上外側部に注射する．
- 方法1：腸骨稜の最高点を通る垂線と，坐骨結節と腸骨稜の最高点を結ぶ線の中間点を通る水平線で4領域に分ける．
- 方法2：腸骨稜の最高点を通る垂直線と，上後腸骨棘と大転子頂部を結ぶ線で分ける．

大腿骨

大腿骨の様々な特徴的な所見は触診したり指標とすることができる（**図8.7**）．
- 大転子は，大腿外側の上部，恥骨結節と同一水平面上，腸骨稜の中点の下方に，硬い塊として触知できる．大転子滑液包炎は局所的な圧痛をきたす．
- 大腿骨内側/外側顆は，特に膝屈曲位で，膝関節周囲の皮膚上から触知することができる．大腿骨上顆は大腿骨顆部の上方に触知でき，内側上顆の上方を深く触診すると突出した内転筋結節を触知できる．

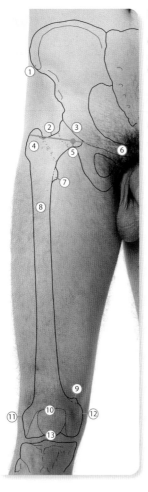

図8.7　骨盤帯，股関節，大腿骨，膝関節の骨学

①上前腸骨棘，②大腿骨頸部，③大腿骨頭を覆う寛骨臼，④大転子，⑤恥骨結節と大転子を結ぶ線の中点（垂直面での股関節中心を示す），⑥恥骨結節と大転子を結ぶ線，⑦小転子，⑧大腿骨骨幹部，⑨内転筋結節，⑩膝蓋骨底，⑪大腿骨外側顆，⑫大腿骨内側顆，⑬膝蓋骨尖

- **骨幹部**は大腿筋群の深部にあり，大転子の2.5 cmほど内側の点から膝蓋骨の中心へと，下内側方向に走行する．健常な大腿骨幹部の骨折には強い外力を要す．

膝蓋骨

膝蓋骨は大腿骨顆部前方と関節をなし，その輪郭と前面は簡単

図8.8　右股関節のＸ線像
①上前腸骨棘，②中殿筋，小殿筋，③臼蓋縁，④大腿骨頭，⑤大腿骨頸部，⑥大転子，⑦恥骨結節，⑧恥骨結合，⑨坐骨結節，⑩小転子

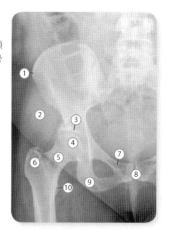

に触知できる．上方の膝蓋骨底には大腿四頭筋腱が，下方にあるより狭い膝蓋骨尖には膝蓋腱が付着する．膝蓋骨尖は膝関節面の2cm上方にある．膝蓋骨骨折では，膝関節前方に疼痛・腫脹が出現し，大腿四頭筋の作用で骨片が転位することが多い．

股関節

　股関節は触知することはできないが，鼠径靱帯の中点の直下・外側が指標となる．股関節の中心は，恥骨結節と大転子上部を結んだ線の中点より垂直方向に2〜4cm上方にある（**図8.7**，**図8.8**）．この直線の中点に関節があるとする説もある．股関節穿刺・吸引には，大転子直上からの外側アプローチと超音波を用いた前方アプローチがある．

> **Clinical Insight**
>
> 　大腿骨頸部骨折では，患肢が短縮・外旋し，関節線上に疼痛および圧痛が生じる．大転子は，坐骨結節と上前腸骨棘を結ぶ線（Nelaton線）よりも上方にある．

筋，腱，領域

殿部

●**大殿筋**　この領域では最大かつ最浅層にある筋である（**図8.9**）．筋の上縁は上後腸骨棘から5〜7cm上外側の腸骨稜上の

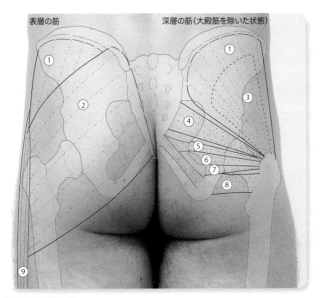

表層の筋　　　　　　　　深層の筋（大殿筋を除いた状態）

図8.9　殿部の筋
①中殿筋，②大殿筋，③小殿筋（中殿筋の深層にある），④梨状筋，⑤上双子筋，⑥内閉鎖筋，⑦下双子筋，⑧大腿方形筋，⑨腸脛靱帯

点から大転子頂部へと下外方に走り，下縁は坐骨結節から殿筋線の中点を通り大転子より 10〜15 cm 下方の点へと走る．
●**中殿筋，小殿筋**　寛骨の後外側・外側面，大殿筋の上外側のくぼみにある．小殿筋は中殿筋の深層にある．どちらも大転子に付着する．筋力低下や運動麻痺により，片脚立位の際に，骨盤が非支持脚側（対側）に傾く（Trendelenburg徴候）．
●**外旋筋群**　大殿筋の深層にある．上方の筋群は股関節を覆っており，指標として使うことができる．股関節後方アプローチ手術の際は，内側に翻転される．
・**梨状筋**は，大転子と，上後腸骨棘と坐骨結節を結ぶ直線の上から40％の点を結ぶ線に沿って走る．仙骨神経叢（梨状筋より前方にある）の高さを示し，殿部痛や坐骨神経への圧迫の原因となりうる．
・**内閉鎖筋**は，坐骨結節より5cmほど上の点と大転子頂部を結ぶ線に沿って走る．上下双子筋に挟まれている．

**図8.10　大腿後方コンパートメント
の筋**

①坐骨結節, ②大内転筋(内側コン
パートメントに属す), ③薄筋(内側
コンパートメントに属す), ④半腱様
筋, ⑤大腿二頭筋長頭, ⑥半膜様筋,
⑦大腿二頭筋短頭

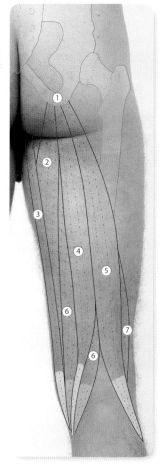

- 大腿方形筋は, 坐骨結節より大転子のすぐ下へと走る.

後方コンパートメント

●**ハムストリング(大腿部屈筋群)**　この筋群は, 抵抗に反しなが
ら膝関節を屈曲する際に, 最もよく観察できる(**図8.10**). 近位
では, 坐骨結節より3つの筋が始まる.

- 半腱様筋と半膜様筋は, 大腿部後面の内側を下り, 膝関節から

脛骨へと内下方へ走る過程で触知できる．その際，半腱様筋が最も外側かつ後方にある．どちらの筋も，膝関節内側を通る筋腱の塊をなす．

- **大腿二頭筋**（長頭）は，大腿後面を下外側へと走り，遠位で大腿二頭筋短頭と合流する．大腿二頭筋腱は，膝関節外側から腓骨頭へと下外側へ走る過程で触知できる（**図8.24**）．

内側コンパートメント

◉**内転筋群**　この筋群は，大腿内側および前内側の筋塊をなす（**図8.11**）．恥骨・坐骨結節から，大腿骨骨幹部・脛骨へと走る．内転方向の外力に抵抗することで同定・触知しやすくなる．4つの筋よりなる．

- **長内転筋**は，恥骨から大腿骨骨幹部中央1/3部へと走る．鼠径部にて，特に内転方向の外力に抵抗した際，はっきりとした腱が触知できる．腱は，恥骨結節直下の恥骨に付着している．
- **大内転筋**は，坐骨結節から大腿骨骨幹部後内側の大部分へと外下方へ走る．下方では，内転筋結節へ付着する際，内側広筋と縫工筋の間で腱を触知できる．内転筋裂孔は，大腿骨への遠位付着部に開口し，この孔を介し，大腿部の血管は大腿前方コンパートメントと後方コンパートメントを往来する．通常は，大腿の遠位1/3にあり，これは大腿骨上顆から大転子頂部へと骨幹に沿って線を引いた際，下から30±5％（12±2 cm）のところに相当する（**図8.11**）．また，鼠径中点（p190参照）から内転筋結節へと引いた線の上から65～75％付近を指標にすることもできる．
- **短内転筋**は，恥骨から大腿骨骨幹部近位1/3部へと外下方へ走る．
- **薄筋**は，恥骨から脛骨近位内側へと大腿内側に沿って下方へ走る．

前方コンパートメント

◉**大腿筋膜張筋**　腸骨稜前方から腸脛靱帯へと後下方へ走る過程で，観察・触知できる（**図8.12**）．股関節前方アプローチ（Smith-Petersen アプローチ）の手術では，大腿筋膜張筋と縫工筋の筋間を利用する．この進入路を使用する際には，外側大腿皮神経に注意する必要がある（**図8.18**）．

◉**縫工筋**　上前腸骨棘から大腿内側の中央部へと大腿前面を内下

図8.11 大腿内側コンパートメント の筋と内転筋裂孔

①大内転筋（青色の範囲），②短内転筋，③長内転筋，④内転筋裂孔の頂点［大腿骨上顆から大転子の上端へ引いた線の下から30±5％または12±2cm（平均±SD）のところにある］，⑤薄筋，⑥内転筋裂孔（大腿・膝窩動脈が通る），⑦内転筋結節

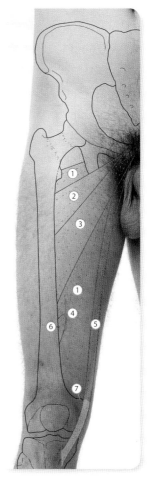

方へ走り，さらには脛骨へと下方へ走る．大腿中央部での大腿動脈・神経の位置を示す．

◉**大腿四頭筋群** 4つの筋群からなる．坐った状態で，抵抗に反して，膝関節伸展かつ股関節屈曲した際に，最もよく観察することができる．3つの広筋は大腿骨より起始し，直筋は下前腸骨棘より起始する．4つの筋すべて，大腿四頭筋腱および膝蓋骨に収束する．

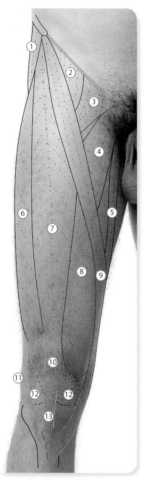

図8.12　大腿前方コンパートメントの筋

①大腿筋膜張筋，②腸腰筋，③恥骨筋，④長内転筋，⑤薄筋，⑥外側広筋，⑦大腿直筋（中間広筋を覆っている），⑧内側広筋，⑨縫工筋，⑩大腿四頭筋腱，⑪腸脛靭帯，⑫膝蓋支帯，⑬膝蓋腱

- **大腿直筋**は，上前腸骨棘と膝蓋骨底を結ぶ線に沿って走る太い帯状の筋である．筋断裂の際は，大腿部痛が生じ，凹みが観察されることや，触れることがある．
- **中間広筋**は，大腿直筋の深層にあり，同様の走行をとる．
- **外側広筋**は，大腿前外側を下方へ走る．腸脛靭帯に覆われ扁平となり，曲線状の膨らみとして，膝蓋骨底近位に付着する．外

**図8.13 膝関節の
MRI矢状断像**
①膝蓋上囊（白い部分）,
②大腿四頭筋腱（濃い灰色
/黒の部分）, ③膝蓋前滑
液包, ④膝蓋骨, ⑤大腿
骨顆部, ⑥膝蓋下脂肪体,
⑦膝蓋下滑液包浅層, ⑧
膝蓋腱（濃い灰色/黒の部
分）, ⑨脛骨顆部, ⑩脛骨
粗面

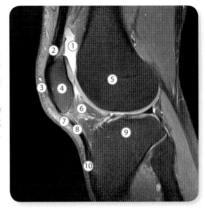

側広筋とそれを覆う腸脛靱帯は, 大腿骨骨幹部へアプローチす
る際, 切開される.

- **内側広筋**は, 大腿の前内側の下方で, はっきりとした筋の塊を
なす. 膝蓋骨底に曲線を描きながら停止する.

●**膝蓋腱** 膝蓋骨尖と突出した脛骨粗面を結ぶ. 膝蓋腱反射は第
2～3腰神経の反射である. 膝蓋下脂肪体炎では, 膝蓋腱の深部
にある膝蓋下脂肪体が引っ
かかって炎症を起こし, 間
欠的な膝関節前方部痛や
運動時の轢音が生じる（**図
8.13**）.

> **Clinical Insight**
>
> 膝関節注射は, 上外側の膝蓋縁
> より1cm上方・1cm外側から, 膝
> 蓋上囊へと行われる.

滑液包

滑液包は, 下肢では摩擦の生じうる複数の場所にある. 炎症に
より局所的な疼痛や腫脹が生じ, 局所的なステロイド注射が必要
になる（**表8.3**, **図8.14**, **図8.15**）.

大腿三角

大腿三角は, 大腿部の近位前方にある（**図8.16**）. その境界線
は以下の通りである.

- 上方：鼠径靱帯
- 外側：縫工筋の内側縁
- 内側：長内転筋の外側縁

表8.3 殿部, 大腿部, 膝関節部の滑液包

滑液包	体表指標	滑液包炎の症状
転子部	大転子表面	触診や歩行時の疼痛
坐骨部	坐骨結節下方	触診や坐位時の疼痛
鵞足部	脛骨近位内側部の鵞足*深部	触診や運動時の膝関節内側部痛
膝蓋前部	膝蓋骨前方	疼痛を伴う膝蓋骨前方の腫脹[housemaid's knee(家政婦膝*訳注1)]
膝蓋下部	膝蓋腱の表層/深層	膝蓋腱周囲の腫脹[clergyman's knee(牧師膝*訳注2)]
膝蓋上部	膝関節腔が広がったもの. 中央部では膝蓋骨上数cmにわたる	膝関節水腫により膝蓋骨上が腫れる. 腫脹した滑液包を下方へと押すと, 膝蓋跳動陽性となる

*鵞足は, 縫工筋, 薄筋, 半腱様筋が脛骨内顆に停止する部位である(**図8.15**参照).

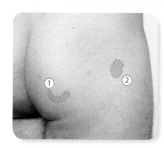

**図8.14 殿部・股関節部の滑液包
：後外方から見たところ**
①坐骨滑液包, ②転子部滑液包

- 前方(屋根)：大腿筋膜
- 後方(底)：腸腰筋, 恥骨筋, 長内転筋

　大腿三角内にある構造物および関連する構造物は**表8.4**に挙げた.

---

*訳注1 床掃除などで膝をつくと生じやすいため. 日本ではあまり使用しない呼び方.
*訳注2 祈る際にひざまずくと生じやすいため. 日本ではあまり使用しない呼び方.

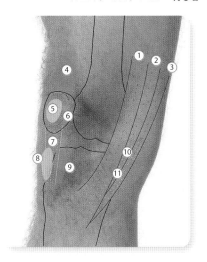

図8.15　右膝関節の滑液包と鵞足：前内方から見たところ
①縫工筋，②薄筋，③半腱様筋，④膝蓋上囊（大腿四頭筋腱の深層），⑤膝蓋前滑液包，⑥膝蓋骨，⑦膝蓋腱，⑧膝蓋下滑液包（浅層），⑨膝蓋下滑液包（深層），⑩鵞足滑液包（鵞足の深層），⑪鵞足

大腿血管鞘，大腿管，大腿輪，大腿ヘルニア

　大腿血管鞘は腹膜外筋膜が延長したもので，大腿動脈・静脈・リンパ管の近位3cmを包んでいる．大腿血管鞘は動脈や静脈とは結合しているが，リンパ管とは結合していないため，空隙（大腿管）ができ，この空隙をヘルニアが通ることになる．大腿ヘルニアは大腿輪から大腿管に入る．大腿輪は鼠径靱帯深部で恥骨結節の1.5cm外側にある．小さな大腿ヘルニアは恥骨結節下外側の腫脹として認められるが，大きな大腿ヘルニアは伏在裂孔を通り，鼠径靱帯上方にまで認められる．

> **Clinical Insight**
>
> 　大腿動脈の拍動は，大動脈縮窄や腸骨・大動脈疾患による容量減少により，橈骨動脈の拍動よりも遅れることがある．

神経，血管

大腿動静脈

●**大腿動静脈，内転筋管**　大腿動脈は，鼠径靱帯の中点の内外側1.5cmの範囲より大腿前面に入り，通常は股関節前面を通る（**図8.16～図8.19**）．大腿静脈は大腿動脈の1cm内側にある．両者

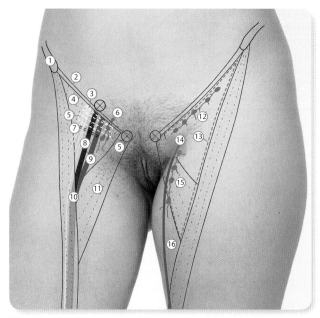

図8.16 大腿三角
①上前腸骨棘，②鼠径靱帯，③大腿神経，④腸腰筋，⑤大腿鞘（白の点線），⑥深鼠径リンパ節（大腿管内のCloquetリンパ節），⑦超音波画像のプローブの位置（**図8.18**，**図8.19**参照），⑧大腿動脈，⑨大腿静脈，⑩縫工筋と内転筋管，⑪長内転筋，⑫浅鼠径リンパ節（近位ないしは水平成分），⑬大腿三角の境界（オレンジの点線），⑭伏在裂孔と伏在大腿接合部の範囲（恥骨結節の1～4cm外側かつ0～3cm下方の3cm四方の領域；青い四角），⑮浅鼠径リンパ節（遠位ないしは垂直成分），⑯大伏在静脈，⊗鼠径靱帯の中点，⊗恥骨結節

ともに，大腿三角の先端にある内転筋管へと下方に走る．内転筋管は，上前腸骨棘から縫工筋に沿って28cm（範囲：20～32cm）のところにある．内転筋管は，縫工筋の深部を12cmほど（範囲：5～15cm）走り，内転筋裂孔に続く．内転筋裂孔は大内転筋に開いていて，動静脈はこの裂孔を通って膝窩部と往来する．下肢を外転・外旋した際，大腿動静脈の位置は，鼠径靱帯の中点と内転筋結節を結ぶ直線の上から65～70％に沿って示すことができる（**図8.11**，**図8.18**，**図8.19**）．

表8.4　大腿三角内の構造物および関連する構造物(図8.16参照)

構造	体表指標
大腿神経	大腿動脈の1cmほど外側．この部位で麻酔することができる
大腿動脈	鼠径靱帯中点(内外側±1.5cm)の深部．恥骨上枝や股関節に対して指を押しつけることで拍動が触知できる(循環動態が破綻した際に心拍出量を決めるのに使われる)．左心系へのアクセスや血管造影の際は，ここから穿刺する
大腿静脈	大腿動脈の1cmほど内側．動脈の拍動を内側に触知しながら，右心系へアクセスするための穿刺ができる
深鼠径リンパ節	大腿静脈の内側．はっきりしたリンパ節(Cloquet)を鼠径靱帯近くに触知することが多い．下肢・会陰・下腹壁からのリンパが流入する
大伏在静脈	大腿三角の屋根の表面を通り伏在裂孔へと走る．下肢からのリンパが流入する浅鼠径リンパ節の遠位群と併走する
伏在裂孔	伏在大腿接合部は，恥骨結節の1〜4cm外側かつ0〜3cm下方の3cm四方の領域にある．大腿ヘルニアや伏在静脈瘤(大伏在静脈の静脈瘤様腫脹)の出現する部位で，局所的な腫脹がみられる．若年者や痩せている人ではより恥骨結節に近い
大腿深動脈	鼠径靱帯中点の6.5±1.5cm下方(もしくは大腿動脈と鼠径靱帯の交点)から起始する大腿動脈の枝
浅鼠径リンパ節	近位群は鼠径靱帯下縁に沿う部分にある．腹壁・殿部・会陰からのリンパが流入する

●**大腿深動脈**　鼠径靱帯の中点より6.5±1.5cm(平均±SD)下方，または，前大腿皮線(鼠径溝，Holden線)と鼠径靱帯の中点を通る垂線の交点で，大腿動脈の外側から分枝する(**図8.17**)．起始から1〜2cmのところで内側・外側大腿回旋動脈を分枝し，大腿骨骨幹部内側に沿って下行する．動脈造影で同定することができる．

神　経
●**大腿神経(第2〜4腰神経)**　大腿動脈の拍動の1cm外側より

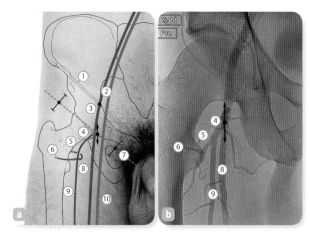

図8.17　右大腿前面の大腿動脈およびその分枝

a)体表解剖，b)股関節の動脈造影

①鼠径靱帯，②外腸骨動静脈，③鼠径靱帯の中点（紫の丸），④大腿動脈から大腿深動脈が枝分かれするところ［鼠径靱帯の中点から6.5 ± 1.5 cm（平均±SD）下方；黒い矢印］，⑤内側大腿回旋動脈，⑥外側大腿回旋動脈，⑦前大腿皮線（鼠径溝，Holden線）（鼠径靱帯の6.7 ± 1.9 cm遠位；赤いバー），⑧大腿動脈，⑨大腿深動脈，⑩大腿静脈

大腿三角に入る（**図8.18**，**図8.19**）．伏在神経成分は，大腿動静脈とともに縫工筋深部へ走り，そのまま*膝内側へと内下方に走り，大伏在静脈とともに遠位へ走る．

●**閉鎖神経（第2〜4腰神経）**　閉鎖神経は，恥骨結節の2 cmほど外側・2 cmほど下方にある閉鎖管を通って，内側コンパートメントへと進む．閉鎖管を出てくるところで麻酔することができる．股関節手術時，寛骨臼横靱帯の深部に挿入した器具により圧迫を受けることがある．

●**外側大腿皮神経（第2〜3腰神経）**　鼠径靱帯の下，通常は上前腸骨棘から平均2.1 〜 3.5 cm（範囲：0.3 〜 7.3 cm）下内側を大腿三角に向かい下方へと走り，上前腸骨棘の遠位2 〜 9 cmのところで大腿筋膜張筋の前縁を横切る．

　同部で，きつい衣類やベルト，垂れ下がった腹部の脂肪により絞扼され，外側大腿皮神経麻痺（異常感覚性大腿痛症，meralgia）

*訳注　大腿動静脈とは別れてから．

図8.18　右大腿の前内側および内転筋管の神経血管

①外側大腿皮神経［通常は上前腸骨棘（ASIS）の2.1〜3.5 cm（0.3〜7.3 cmの範囲；矢印）のところから大腿三角に入る］，②大腿神経，③閉鎖神経，④**図8.19** の超音波画像のプローブの位置（二重点線）（**図8.16** も参照），⑤大腿動脈［鼠径靱帯の中点から両側に±1.5 cmのところ（矢印）から大腿三角に入る］，⑥縫工筋，⑦大腿静脈，⑧長内転筋，⑨内転筋管の開口部［ASISから遠位へ28 cm（20〜30 cmの範囲；矢印）］，⑩内転筋管内の伏在神経と大腿動脈，⑪内転筋管の領域（白色の範囲），⑫伏在神経，⊗内転筋裂孔（**図8.11** 参照），⊗恥骨結節

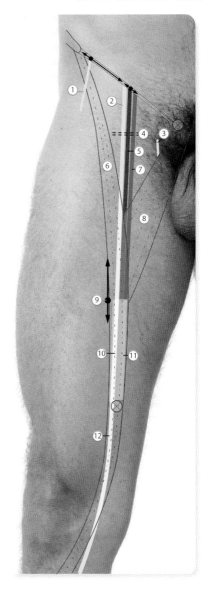

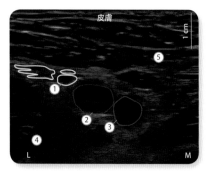

図8.19 **図8.16および図8.18のプローブ位置での右大腿超音波画像**
①大腿神経(分枝後), ②大腿動脈, ③大腿静脈, ④腸腰筋, ⑤大腿筋膜. L:外側, M:内側

表8.5 **軽微な手技で損傷される下肢の神経の場所**

神経	場所	手技
坐骨神経	殿部	筋肉注射
外側大腿皮神経	大腿前面	筋肉注射
総腓骨神経	腓骨頸部の高さ	軽微な手術手技(局所皮膚切除など)
腓腹神経	下腿後面	軽微な手術手技(局所皮膚切除など)

をきたすことがある(図1.40-a参照). 股関節前方アプローチ(Smith-Petersenアプローチ)で傷害されることがあるが, 軽微な操作でも損傷されやすい(**表8.5**). 通常は, 上前腸骨棘の2 cm下方・2 cm内側で麻酔できる.

◉**坐骨神経(第4腰神経～第3仙骨神経)** 坐骨神経は, 大坐骨孔(梨状筋下孔)より殿部に入り, 外旋筋上を下外側へと曲がりながら大腿後面に至る. 大腿後面では, 大腿二頭筋の深部を下方へ走る(**図8.20**). 膝窩の上極に近い大腿遠位2/3ほどの部位で, 脛骨神経と総腓骨神経に分かれる.

下記の点に沿って追うことができ, 殿部にて麻酔できる.

〈成人の場合〉

- 上後腸骨棘と坐骨結節を結ぶ線の上から約1/3(30±5%)のところ
- 坐骨結節と大転子上部を結ぶ線の中点(50±5%)もしくは中1/3
- 大腿二頭筋長頭の中点

図8.20 殿部・大腿後面における 坐骨神経の走行

①坐骨神経の位置は上後腸骨棘から坐骨結節へ30±5％下方へいったところ(黒矢印), ②上後腸骨棘と坐骨結節を結ぶ線(三等分している), ③大転子と坐骨結節を結ぶ線(三等分している), ④坐骨神経の位置は大転子と坐骨結節を結ぶ線の50±5％のところ(黒矢印), ⑤坐骨神経, ⑥後大腿皮神経, ⑦大腿二頭筋長頭, ⑧脛骨神経, ⑨総腓骨神経

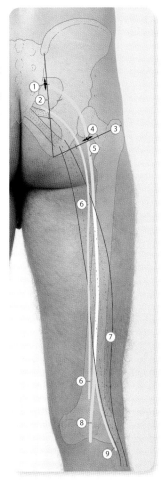

〈小児の場合〉

- 上後腸骨棘と坐骨結節を結ぶ線の中1/3
- 坐骨結節と大転子上部を結ぶ線の中1/3

●**後大腿皮神経(第1〜3仙骨神経)** 大坐骨孔の梨状筋下孔より現れ, 大腿二頭筋長頭と大腿筋膜張筋の間を下方へ走る. 遠位では膝窩を経て, 下腿近位では小伏在静脈と一緒に走る.

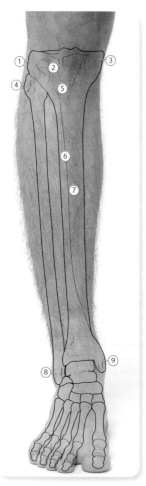

図8.21　右下腿の骨を前方から見たところ

①脛骨外側顆，②腸脛靱帯結節（Gerdy結節），③脛骨内側顆，④腓骨頭，⑤脛骨粗面，⑥脛骨前縁，⑦脛骨内側縁，⑧外果，⑨内果

8.2　膝関節，膝窩部，下腿

骨，関節，靱帯

脛　骨

　脛骨は膝関節・足関節の間にある（**図8.21**）．様々な特徴的な

所見を触知でき，構造物の指標となる．

- 脛骨内・外側顆は，膝関節の辺縁，大腿骨顆部の下方で触知できる．膝関節を屈曲すると，膝蓋腱の両側にできる凹んだ部分の下方で，それぞれの顆の前方部分を触知できる．
- 脛骨粗面は，膝関節面の3～5cm下方，膝蓋腱の延長線上にある．脛骨粗面上の疼痛は，裂離骨折や若年者でのOsgood-Schlatter病で認める．
- Gerdy結節(腸脛靱帯結節)は，膝関節線の1cmほど遠位，脛骨粗面の2～3cm外側にある．局所的な疼痛は，腸脛靱帯症候群*や裂離骨折で認める．
- 脛骨内側縁(向こうずね)は，前内方を向いており，皮膚直下にあり，全長にわたり触知できる．近位では脛骨内側顆に，遠位では内果に続く．
- 脛骨前縁は，脛骨前面を全長にわたって走るはっきりとした隆起として触知できる．遠位部分は分かりにくく，前脛骨筋腱のため触知できないことが多い(**図8.28**)．

腓　骨

腓骨は下腿外側を下方へ走る．足関節面は形成するが，膝関節面には関与しない．

- 腓骨頭は，膝関節面の1～2cm下方の下腿外側後方で，丸い隆起として触知する．
- 大腿二頭筋腱は，腓骨頭の後方になぞることができ，総腓骨神経は腱のすぐ後方を走る．この部分で総腓骨神経は損傷されることがある．
- 骨幹部は，遠位にて触知でき，外果へと続く．

膝関節

大腿骨内外側顆は，膝蓋骨の両脇で触知でき，膝関節を屈曲すると，その弯曲した関節面を膝蓋腱の両側で触知できる(**図8.22**)．膝関節の内外側を結ぶ関節面は地面と平行で，大腿骨顆部・脛骨顆部の間の水平に近い溝として触知できる．膝関節線の2cm近位で，水平な皮溝が膝窩を横切る(**図8.26**)．関節鏡のポートは膝蓋腱両脇の関節線上に作成される．

- **半月板**　線維軟骨の半月板が脛骨内・外側顆を取り囲んでい

---

*訳注　腸脛靱帯炎

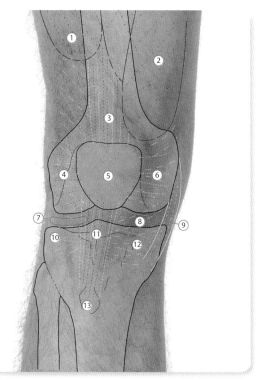

図8.22　右膝関節を前方から見たところ
①外側広筋，②内側広筋，③大腿四頭筋腱，④大腿骨外側顆，⑤膝蓋骨，
⑥大腿骨内側顆，⑦外側半月板，⑧内側半月板，⑨内側側副靱帯，⑩脛骨
外側顆，⑪膝蓋腱，⑫脛骨内側顆，⑬脛骨粗面

る．外側縁は膝関節線上で，膝蓋骨の両脇で前方から触知できる
（**図8.22**）．外傷・捻挫・加齢に伴う変性による半月板損傷は，
膝関節痛，運動時の嵌頓（ロッキング）や引っかかり（キャッチン
グ），膝関節線上の圧痛，関節液貯留をきたす．
●**膝関節を横切る腱**　膝関節を90°に曲げた状態から，抵抗に反
して屈曲すると，検者が伸展しようとすると，複数の腱を同定す
ることができる（**表8.6**，**図8.23**，**図8.24**）．
●**靱帯**　強靱な靱帯が膝関節を内外側から支えている（**図8.23**，
図8.24）．

表8.6　膝関節内外側を横切る腱

膝関節屈曲・股関節内転外力に抗した際に最もよく触知し同定できる．

内側	外側
半腱様筋：丸い腱として観察・触知される；内側グループで最も後外側にある	**大腿二頭筋**：後外側にあるはっきりとした腱
半膜様筋：半腱様筋と薄筋の間で触知する；幅広い腱	
薄筋：丸い腱として観察・触知される；内側グループの中で最も前内側にある	**腸脛靱帯**：停止部（Gerdy結節）に向かって外側顆を横切る幅の広い硬い索状物
縫工筋：薄筋の前方にある柔らかい塊	

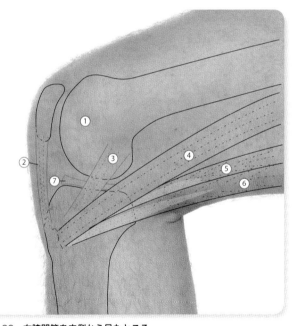

図8.23　右膝関節を内側から見たところ

①大腿骨内側顆，②膝蓋腱，③内側側副靱帯，④縫工筋，⑤薄筋と薄筋腱，⑥半腱様筋と半腱様筋腱，⑦内側半月板

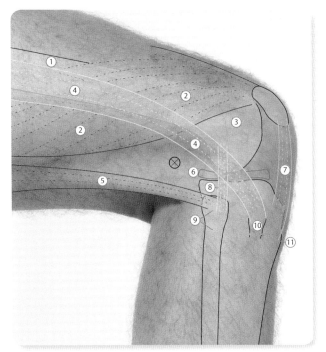

図8.24　右膝関節を外側から見たところ
①大腿骨骨幹部，②外側広筋，③大腿骨外側顆，④腸脛靱帯，⑤大腿二頭筋，⑥外側半月板，⑦膝蓋腱，⑧外側側副靱帯，⑨腓骨頭と腓骨頸部，⑩Gerdy結節，⑪脛骨粗面，⊗脛骨神経・総腓骨神経ブロックの刺入点

- **外側側副靱帯**は，大腿骨外側上顆と腓骨頭を結ぶ丸い紐状の靱帯である．膝関節内側に内反強制力がかかると，腓骨頭近位で最もよく触知できる．過度な内反外力で損傷される．

- **内側側副靱帯**は，大腿骨内側上顆と脛骨近位内側面および内側半月板を結ぶ扁平なバンド状の靱帯である．過度な外反外力で靱帯・内側半月板ともに損傷される．

**図8.25　膝関節後面および下腿
後方コンパートメント浅層の筋**
①縫工筋，②薄筋腱，③半膜様筋，
④半腱様筋，⑤大腿二頭筋，⑥腓腹
筋（内側頭），⑦腓腹筋（外側頭），⑧
ヒラメ筋，⑨アキレス腱

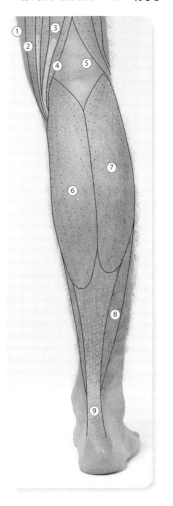

筋，腱，領域

後方コンパートメント

●**腓腹筋，ヒラメ筋**　大きく，浅層にある筋で，抵抗に反して足
部を底屈するとよく観察できる（**図8.25**）．両者ともに幅広い踵

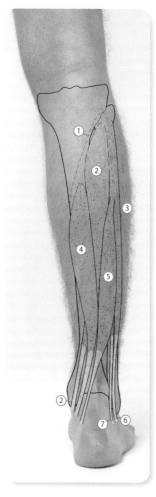

図8.26　下腿後方コンパートメント深層の筋

①ヒラメ筋腱弓，②後脛骨筋，③外側コンパートメント，④長趾屈筋，⑤長母趾屈筋，⑥長腓骨筋，⑦短腓骨筋

骨腱（アキレス腱）に収束し，下方に走って踵骨の後面への付着が観察できる．アキレス腱反射は，第1～2仙骨神経の反射である．反射の減弱は，馬尾症候群や第5腰椎 / 第1仙椎椎間板脱出を示唆する．

• 腓腹筋は，下腿後面で最浅層にある．内外側頭はそれぞれ大腿

骨内外側顆から起こり，両者の筋腹は下腿中央レベルまで下方に走る．

- **ヒラメ筋**は，腓腹筋の深層にあるが，内外側部は膨らみとして観察することができる．腓骨頭背面，腓骨骨幹部後方の近位1/3，脛骨のヒラメ筋線から起こる（**図8.26**）.

◉**深後方コンパートメントの筋群** 内果の後方を通り，足底に付着する（**図8.26**）．足部を内反することで腱を同定しやすくなる．

- **後脛骨筋**は，腓骨・脛骨・骨間膜の近位2/3より起こり，内下方へと走る．内果のすぐ後方を走り，足部を内がえしすると同部で触知できる．
- **長趾屈筋**は，脛骨骨幹部の後面中1/3より起こり，下方へと走り，腱は足関節では後脛骨筋の後外側を走る．脛骨動脈の拍動はこの腱の後外側にて触知できる．
- **長母趾屈筋**は，腓骨後方中1/3より起こり，外下方へと走り，腱は足関節では長趾屈筋の後外側を走る．

Clinical Insight

アキレス腱断裂は，突発的な鋭い疼痛，機能不全，断裂部上の丸いコブ，圧痛をきたす．踵骨後滑液包炎では，アキレス腱の前方に圧痛が生じる．

膝 窩

膝窩は，膝の後ろにあるダイヤモンド型のくぼみである（**図8.27**）．抵抗に反して膝関節を屈曲するとよく観察できる．境界は以下の通りである．

- 上外側：大腿二頭筋
- 上内側：半腱様筋，半膜様筋
- 下外側：腓腹筋外側頭
- 下内側：腓腹筋内側頭

くぼみの中には脂肪組織があり，下肢の深筋膜と大腿骨/膝関節後面の間にある．**表8.7**に挙げた構造物を含む．

脛骨神経および総腓骨神経は膝窩にて麻酔できる．外側アプローチでは，大腿二頭筋と外側広筋の間の溝が，膝関節伸展位で膝蓋骨底の高さの線と交わる点からアプローチする（**図8.24**）．後方アプローチでは，膝窩上極の近くからアプローチする．

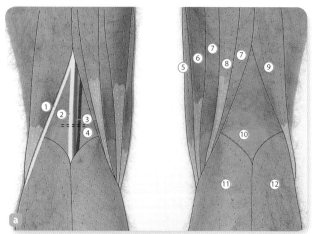

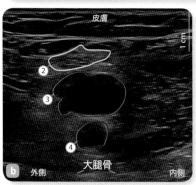

図 8.27　左右の膝窩を後方から見たところ

①総腓骨神経，②脛骨神経，③膝窩静脈，④膝窩動脈，⑤縫工筋，⑥薄筋，⑦半膜様筋，⑧半腱様筋，⑨大腿二頭筋，⑩膝窩の境界（青），⑪腓腹筋内側頭，⑫腓腹筋外側頭，黒の点線はbの超音波画像のプローブ位置

表8.7　膝窩の内容（図8.27参照）

構造物	体表指標
膝窩動脈	くぼみの底に沿って下方／内下方に走る．大腿骨顆部のちょうど中央を通る．動脈瘤により膝窩内に拍動性の腫脹ができる．大腿骨顆上骨折にて断裂することがある
膝窩静脈	膝窩動脈より浅外側で，くぼみの中を下方に走る
脛骨神経	膝窩静脈より浅外側で，くぼみの中を下方に走る．この部位での損傷は歩行時の蹴り（底屈）の障害に繋がる
総腓骨神経	大腿二頭筋の下縁に沿って，腓骨頭の外側へ外下方に走る．この部位での損傷は下垂足の原因となる

●滑膜嚢胞　膝窩に非拍動性の腫脹を形成する．破れると浮腫や痛みを引き起こすことがある．Baker嚢胞は膝関節と連続しており，多くは膝関節線より下のレベルに出現する．一方，半膜様筋/腓腹筋内側の滑液包である膝窩嚢胞は，内側かつ膝関節線より上のレベルに出現する．

前方コンパートメント

　前方コンパートメントの筋群は，下腿前外側の近位2/3にはっきりとした塊をなす．特に足部や足趾を抵抗に抗して背屈させるとはっきりする（図8.28，図8.38）．運動選手では，脛骨内側ストレス症候群（シンスプリント），慢性的な労作性のコンパートメント症候群，もしくは脛骨の疲労骨折により，この部分の疼痛が引き起こされることがある．

●前脛骨筋　脛骨外側の近位1/2から内下方へと走る．脛骨遠位・足関節・中足部の前方を通る部分で，はっきりと腱を観察・触知することができる．第一中足骨基部と内側楔状骨に停止する．

●長母趾伸筋　腓骨中央から足関節を通り，母趾へと内下方へ走る．足背動脈は，足部ではこの腱の外側にある．

●長趾伸筋　腓骨前面の近位3/4および脛骨外側顆から下方へと走る．足関節の前方および足背部で触知できる．腱は4つに分かれ，第2～5趾へと走る．

●第三腓骨筋　腓骨遠位前方から第五中足骨基部へと走る．その細い腱は，足部を外がえしすると，外果のすぐ前方で容易に触知できる．

外側コンパートメント

●長腓骨筋　腓骨外側の近位1/2より下方へと走り，外果後方を通る（図8.29）．足部背屈・外がえしに抵抗すると，腱を外果後方に，筋腹を腓骨後方に沿って走る膨らみとして観察・触知できる．脛骨・腓骨への後外側アプローチでは，長腓骨筋とヒラメ筋の間に皮切を置く．

●短腓骨筋　腓骨外側の近位1/2より下方へと走り，外果後方を通る．足部外がえしにて，外果の後方から第五中足骨結節へと走る腱を触知できる．足部を無理に内がえしすると，腱の剥離が生じる．

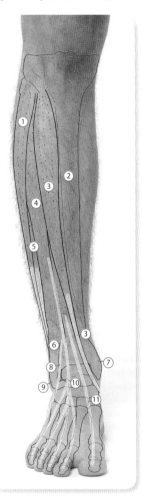

図8.28　下腿前方および外側コンパートメントの筋

①長腓骨筋，②脛骨内側縁，③前脛骨筋とその腱，④長趾伸筋，⑤短腓骨筋，⑥腓骨遠位，⑦内果，⑧第三腓骨筋腱，⑨外果，⑩長趾伸筋が4つの腱に分かれる部位，⑪長母趾伸筋

神経，血管

動　脈

◉**膝窩動脈とその枝**　膝窩動脈は，大腿骨に接しながら膝窩を下方へと走る．大腿骨に対して圧迫することで拍動を触知できる．

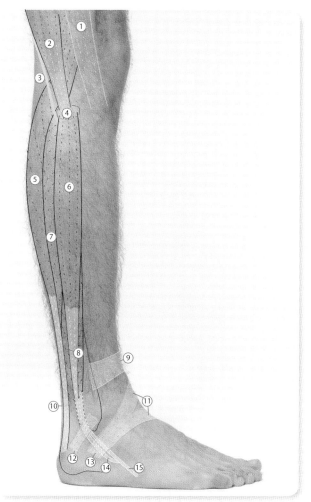

図8.29 下腿外側コンパートメントの筋
①腸脛靱帯，②大腿二頭筋，③総腓骨神経，④腓骨頭，⑤腓腹筋，⑥長腓
骨筋，⑦ヒラメ筋，⑧短腓骨筋，⑨上伸筋支帯，⑩アキレス腱，⑪下伸筋
支帯，⑫上腓骨筋支帯，⑬下腓骨筋支帯，⑭長腓骨筋腱，⑮短腓骨筋腱

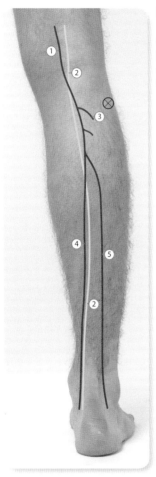

図8.30　下腿後方コンパートメントの神経血管

①膝窩動脈，②脛骨神経，③前脛骨動脈が前方コンパートメントへと走っていく部位（**図8.31** 参照），④後脛骨動脈，⑤腓骨動脈，⊗腓骨頭

大腿骨遠位部骨折で断裂することがある（**図8.27，図8.30**）．下肢後面で，内転筋裂孔（**図8.11，**p246参照）と大腿骨顆部の中央の点を結んだ線に沿って走る．その後，ヒラメ筋の深部へと進み，腓骨頭/脛骨粗面の下の高さで枝分かれする．

●**後脛骨動脈**　脛骨両顆間の中点と内果からアキレス腱を結ぶ線の1/3の点とを結ぶ線に沿って，後方コンパートメント（ヒラメ

図8.31　下腿前方および外側コンパートメントの神経血管

①浅腓骨神経（下腿外側コンパートメント），②深腓骨神経（下腿前方コンパートメント），③前脛骨動脈，④中間足背皮神経，⑤内側足背皮神経，⑥深腓骨神経の内側枝および足背動脈，⊗腓骨頭，⊗脛骨粗面

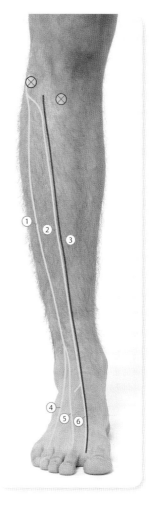

筋の前方）を通って下方に走り，足根管へと入っていく（**図8.30**）．
●**前脛骨動脈**　触知可能な腓骨頭と脛骨粗面の中点より前方コンパートメントへ入っていき，内外果の中点へと下方に走る．果間レベルでは，長母趾伸筋の外側にある（**図8.31**，**図8.42**）．
●**腓骨動脈**　膝関節線の8～10 cm下の高さで，後脛骨動脈から枝分かれする．腓骨のすぐ内側を後方コンパートメントを通って

表8.8 **伏在静脈（表在）および皮神経**

静脈	起始および体表指標	伴走神経
小伏在静脈	外果後方を通り，下腿後面の中央を膝窩へと上方へ走る	下腿後面および足部外側では腓腹皮神経に伴走する
大伏在静脈	内果前方を通り，脛骨内側を上方へ走り，膝蓋骨内側縁の7～10 cm後方で大腿骨内側顆を横切る．伏在裂孔や伏在大腿接合部へと大腿前内側を上方へ走る（**表8.4，図8.16**）	下腿内側および足部背内側では伏在神経に伴走する；大腿内側では閉鎖神経および大腿神経の皮枝に伴走する

外果後方へと下方に走る（**図8.30**）．

神 経

◉**脛骨神経（第4腰神経〜第3仙骨神経）** 膝窩の中線と下腿後方に沿って下方に走る．下腿後方では，後脛骨動脈とともに指標となる（**図8.27，図8.30**）．

◉**総腓骨神経（第4腰神経〜第2仙骨神経）** 大腿二頭筋腱とともに下外方へと走り，腓骨頭外側に沿って曲がる．腓骨頭外側では，硬い索状物として触知でき，圧迫や外傷により損傷を受けやすい（**図8.27，図8.29，図8.31**）．腓骨頭外側で曲がった後は，長腓骨筋の深部へと進み，枝分かれする．

• **浅腓骨神経**は，長腓骨筋の深部を下方に走る．腓骨の前外側を2/3下行した時点で現れ[*訳注1]，内側および中間足背皮神経に枝分かれする．内側・中間足背皮神経は，足背部を進んでいく（**図8.42**）．

• **深腓骨神経**は，前脛骨動脈とともに足背へと下方に進み，内側の枝は第一趾・第二趾間へと進む．

浅在性の静脈と皮神経

伏在静脈は，足部の足背静脈弓より始まり，両果の近傍を通る．両果近傍では，緊急時に穿刺や静脈切開に使用されることがある（**表8.8，図8.32，図8.33**）．皮神経は，遠位では静脈に伴走し，両果近傍で麻酔できる．静脈採取[*訳注2]の際に損傷を受けること

----

*訳注1 皮下に現れる．
*訳注2 移植に用いる．

図8.32 大伏在静脈と下肢の皮静脈

①鼠径靭帯，②外側大腿皮神経，③大伏在静脈は恥骨結節の1〜4cm外側かつ0〜3cm下方の3cm四方の領域（青色の範囲）にある伏在裂孔を通って，伏在大腿接合部へと進む，④前皮枝（大腿神経の枝），⑤閉鎖神経の皮神経枝，⑥膝蓋下神経，⑦大伏在静脈，⑧伏在神経，⊗上前腸骨棘，⊗恥骨結節，⊗内果

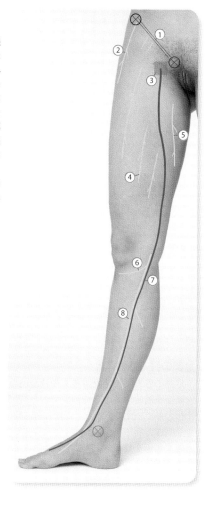

がある．

●**膝蓋下神経** 膝蓋骨尖の高さで伏在神経より枝分かれする．膝蓋骨およびその靭帯に沿って曲がる（**図8.32**）．膝関節鏡や前内側アプローチで損傷を受けることがあり，膝外側部の感覚脱失や痛みの原因となりうる．

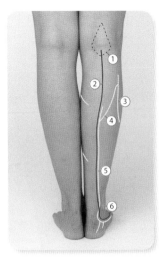

図8.33 小伏在静脈と皮神経
①膝窩の境界（黒の点線），②小伏在静脈，③外側腓腹皮神経，④腓腹神経交通枝，⑤腓腹神経，⑥外果

8.3 足関節，足部

骨，関節，靱帯

足部の骨

　足部の骨および関節の多くの特徴的な所見が，足背や足部の内外側面を触診することで同定できる（**表8.9**，**図8.34**，**図8.35**）．骨折が多く，骨折をきたした際には，動作により増悪する疼痛や，荷重困難，腫脹，局所の内出血や変形を伴う．

●中足骨，趾節骨，関節

　長い中足骨骨幹部は，広がった骨頭部までたどることができる．骨頭部は，中足趾節関節にて基節骨と関節をなす．中足趾節関節線は，足背部にて容易に触知でき，この部位からのアプローチで注射・穿刺できる．趾節骨と趾節間関節もまた容易に触知でき，関節線は関節の最も広い部分の近位にある．第一中足趾節関節の外反（外反母趾）は頻度が高く，バニオンを伴うことがある．バニオンとは，

> **Clinical Insight**
>
> 　転落・飛び降りによる踵骨骨折の際には，脊椎の外傷も検索しなくてはならない．

表8.9 足根骨と足部の関節(図8.34，図8.35参照)

特徴	体表指標
踵骨隆起と突起 (図8.39参照)	踵骨隆起は踵部での主な骨性隆起である．突起は両側にあり(足底側)，足底腱膜炎の際に痛みの生じる部位である
腓骨筋滑車	外果の2cm前下方にある．腓骨筋腱が損傷を受ける部位である
載距突起	内果の2cm下にある骨性の棚．長母趾屈筋が下方を通る
舟状骨粗面	載距突起の2〜3cm前方で観察・触知できる骨性隆起
距骨頭	足背部で脛骨の遠位かつ長母趾伸筋腱の外側にある丸い隆起．足部を内返しすると同定しやすくなる．局所の疼痛は距骨頸部の骨折を示唆する
第五中足骨基部の結節	足部後外側の突出した骨性隆起．足関節の過度な内返しまたは内返しの強制により裂離骨折をきたしやすい
横足根関節 (Chopart関節)	冠状面に向いた関節線．距骨頭前方にて同定できる
足根中足関節線 (Lisfranc関節)	舟状骨粗面の2〜3cm前方から第五中足骨基部の結節までの足背部を通る骨性の稜線．高エネルギー外傷で脱臼することがある

変形した関節を覆う炎症をきたした滑液包のことである．

足関節の骨

　足関節は，脛骨遠位・内果・外果・距骨の間で構成される．外果の下端は，内果の下端よりも後下方にあるのが通常である．この配置に変化が生じている場合，何らかの障害の存在が示唆される．距骨頭および頸部の近位を触診すると，足関節線および脛骨遠位部が分かる．内果と前脛骨筋の間の軟らかいへこんだ領域から，足関節に注射・穿刺することができる(図8.38)．

靭帯

●踵舟靭帯(ばね靭帯)　この靭帯は，載距突起と舟状骨粗面の間にあり，足部を外返しすると，同部位で硬い索状物として触知できる．断裂により局所的な疼痛・腫脹・扁平足が起こりうる．

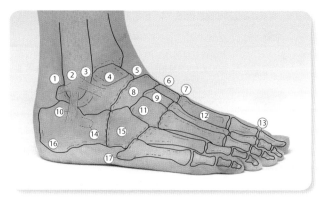

図8.34　足部の骨・靱帯を外側から見たところ
①後距腓靱帯，②外果，③前距腓靱帯，④距骨滑車，⑤距骨頭と横足根関節線（オレンジ色），⑥内側楔状骨，⑦足根中足関節線（オレンジ色），⑧舟状骨，⑨中間楔状骨，⑩踵腓靱帯，⑪外側楔状骨，⑫第一中足骨（骨幹部），⑬第一趾の趾節骨（近位・遠位），⑭腓骨筋滑車，⑮立方骨，⑯踵骨隆起，⑰第五中足骨の結節
原注：①，③，⑩の靱帯は集合して，足関節の外側側副靱帯を構成する．

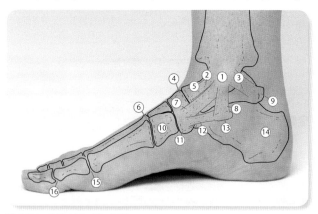

図8.35　右足内側の骨・靱帯
①内果，②前距脛靱帯，③後距脛靱帯，④横足根関節線（オレンジ色），⑤距骨頭，⑥足根中足関節線（オレンジ色），⑦脛舟靱帯，⑧脛踵靱帯，⑨距骨の後突起，⑩内側楔状骨，⑪舟状骨粗面，⑫足底踵舟靱帯（ばね靱帯），⑬載距突起，⑭踵骨，⑮第1趾の中足趾節関節，⑯第1趾の趾節間関節
原注：②，③，⑦，⑧の靱帯は集合して，足関節の内側側副靱帯（三角靱帯）を構成する．

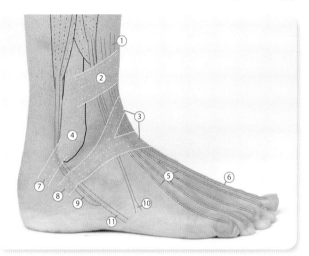

図8.36 足部外側の腱・支帯
①前脛骨筋, ②上伸筋支帯, ③下伸筋支帯, ④外果, ⑤長趾伸筋, ⑥長母趾伸筋, ⑦上腓骨筋支帯, ⑧下腓骨筋支帯, ⑨長腓骨筋腱, ⑩第三腓骨筋, ⑪第五中足骨の結節に付着する短腓骨筋腱

●足関節の靱帯　足関節内・外側の靱帯は, その付着部位により名づけられ, 指標になる(**図8.34**, **図8.35**). 内側のグループは集まって三角靱帯を構成する. 靱帯, 特に前距腓靱帯(外側)は捻挫しやすく, 内外果の剝離骨折を起こすこともあり, 腫脹や疼痛, 荷重不能につながる.

筋, 腱

足関節の支帯

これらは, 深筋膜の肥厚したものである(**図8.29**, **図8.36**, **図8.37**). 支帯の損傷により, 疼痛・腱のバウストリング(弓弦形成)・配列異常をきたす. 支帯の下を通る腱は滑膜鞘で覆われている. 滑膜鞘の多くは下腿遠位から足部へと続いており, 感染の波及路となることがある. また滑膜炎・滑膜腱鞘炎の際に炎症をきたし, 動作時や触診時の痛みを引き起こすことがある.

• 上伸筋支帯は, 両果の数cm近位にあり, 腓骨骨幹部遠位から脛骨遠位へと張っている.

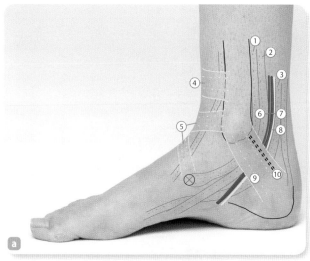

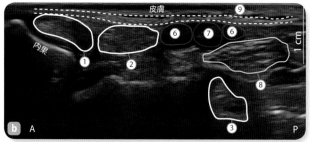

図8.37　右足内側の腱・支帯
①後脛骨筋，②長趾屈筋，③長母趾屈筋，④上伸筋支帯，⑤下伸筋支帯，⑥後脛骨静脈（複数あることが多い），⑦後脛骨動脈，⑧脛骨神経，⑨足根管を覆う屈筋支帯，⑩ｂの超音波画像のプローブ位置（黒の点線），⊗舟状骨結節．A：前方，P：後方

- **下伸筋支帯**（Y字型）は，踵骨の外側から，内方へと走り，内果と舟状骨粗面に付着する．
- **屈筋支帯**は，内果から踵骨の内側表面へと後下方へ走る．足根管の屋根を形成し，足根管内では脛骨神経が圧迫されることがある．

表8.10　足根管の内容物（図8.37参照）

構造物	体表指標および関連事項
後脛骨筋	内果のすぐ後方にある．この部位や中足部での腱断裂により，足関節・足部内側部痛や，続発性の扁平足をきたす
長趾屈筋	後脛骨筋の後外側にある
後脛骨動静脈	長趾屈筋の後方にある．この部位で動脈の拍動を触れる
脛骨神経	脛骨動脈の後方にある．足根管の近位から麻酔することができる
長母趾屈筋	管内で最も後外側にある腱．腱鞘炎により，内果の後方に疼痛・圧痛が生じることがある

図8.38　右足背側の伸筋腱と支帯

①上伸筋支帯，②下伸筋支帯，③第三腓骨筋，④長趾伸筋，⑤短趾伸筋，⑥短母趾伸筋，⑦前脛骨筋，⑧長母趾伸筋

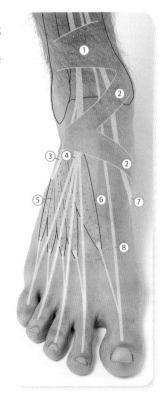

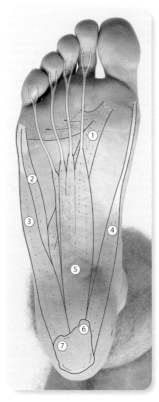

図8.39　足底の内在筋(主に浅層)
①母趾内転筋(深層),②短小趾屈筋,
③小趾外転筋,④母趾外転筋,⑤短
趾屈筋(深層),⑥内側踵骨突起,⑦
外側踵骨突起

* **上腓骨筋支帯**は,外果から踵骨へと後下方へ走り,**下腓骨筋支帯**は下伸筋支帯と踵骨の間にある.

足根管

　線維骨性の足根管は内果の後下方で,踵骨と屈筋支帯の間にある(**図8.37**).入口部は内果と踵骨の上部を結ぶ直線上にある.骨折,外傷,腱のガングリオンにより脛骨神経が絞扼されることがあり,足根管症候群を引き起こす.足根管症候群では,夜間に増強する足底部の疼痛・感覚異常および足底筋の萎縮が特徴である.管内には**表8.10**に挙げた構造物がある.

表8.11 足底部の内在筋（図8.39，図8.40参照）

筋　肉	体表指標
母趾外転筋	内側踵骨隆起から第一基節骨へと走る肉厚の筋
小趾外転筋	外側踵骨隆起から第五基節骨へと走る肉厚の筋
短母趾屈筋と種子骨	第一中足骨に沿って第一基節骨へと走る．種子骨は中足骨頭の上に触知でき，疲労骨折や使いすぎにより歩行時痛や触診による痛みが生じる（種子骨炎）
短趾屈筋	踵骨から第二〜五中節骨へと走る

足関節・足部の背側

●**長趾伸筋腱**　足背部を通り，特に足趾を抵抗に抗して背屈させると，足趾まで追うことができる（**図8.38**）．足関節への前側方アプローチでは，長趾伸筋と腓骨の間を進入する．前脛骨筋は足部内側を通って，第一中足骨基部および内側楔状骨へと走る．
●**短趾伸筋および短母趾伸筋**　踵骨外側から起始する．同部位にて，軟らかい塊として触知できる．抵抗に抗して足趾を背屈させると，基節骨に向かって内下方へと腱が走っていくのが分かる．損傷により伸筋コンパートメントの血腫が生じることがある．

足底部

●**足底腱膜**　この皮下の強固な構造物は，踵骨突起（**図8.39**）から足趾へと走る．強い衝撃のかかる動作の反復により，足底腱膜炎が引き起こされることがある．足底腱膜炎では，足底部や踵，特に内側踵骨突起に疼痛を認める．疼痛は，母趾もしくは足関節の受動的な背屈により増悪し，運動することで軽快する．
●**内在筋および長趾屈筋**　長趾屈筋腱は内果の後外側から足部に進入する．長母趾屈筋は第1趾へと，長趾屈筋は第2・3趾基部へと走り，同部で4つの腱に分かれ，第2〜5趾へと走る．足底内外側の内在筋は触知することができる．その他の内在筋は支帯の奥にあり，付着部が指標となる（**表8.11**，**図8.39**，**図8.40**）．

神経，血管

足底動脈および神経

　後脛骨動脈と脛骨神経は，内果とアキレス腱を結ぶ直線の1/3

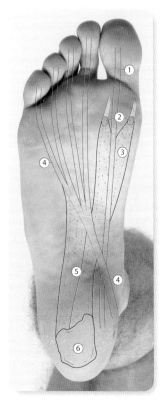

図8.40　足底の内在筋と
　　　　長趾屈筋腱(深層)
①長母趾屈筋腱，②短母趾屈筋の種
子骨，③短母趾屈筋，④長趾屈筋腱，
⑤足底方形筋，⑥踵骨

の点より1〜2cm下方で，内外側足底動脈・神経に分枝する．
神経と血管は同じような経路を走る(**図8.41**)．

- **外側足底枝**は，第五中足骨の中央に向かい走る．第五中足骨結
  節の2〜3cm内側を通る．その部位で，神経は外側の1.5趾の
  側面に沿って趾神経を送り，動脈は第五〜二中足骨の骨幹部近
  位を横切るように内方に曲がり，足趾への枝を送り出す．
- **内側足底枝**は，第一中足骨の基部へと走る．内側の3.5趾へと
  枝を送る．神経周囲線維腫（Morton神経腫）は，第3趾間の足
  底趾神経に生じ，灼熱痛および足趾のしびれを引き起こすこと
  がある．動脈は第一中足骨内側に沿って走る．

図8.41　足底の神経血管
①足底趾神経, ②足底趾動脈, ③総足底(趾)神経, ④総足底(趾)動脈, ⑤深足底動脈弓, ⑥内側足底神経, ⑦外側足底神経, ⑧内側足底動脈, ⑨外側足底動脈［第五中足骨結節から2～3cm内側(黒矢印)を走る］, ⑩内側踵骨動脈・神経, ⊗Morton神経腫(神経周囲線維腫)で疼痛が出現する部位, ⊗第五中足骨結節, ⊗第五中足骨の中央部

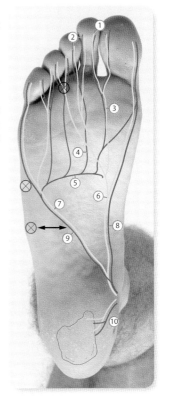

足背動脈・神経

●足背動脈および深腓骨神経　足背動脈は, 果間の中央を通って足背に入り, 長母趾伸筋腱の外側を走っていく. 同部位で拍動を触知できる. 第一・二中足骨基部に向かって遠位に走り, 弓状動脈として基節骨基部を横切るように外側に曲がる(**図8.42**). 深腓骨神経は足背動脈に伴走する. 内側枝は第1趾間へと続き, 同部位を支配する. 外側枝は下伸筋支帯の遠位から分枝し, 外方へ走り, 足背の内在筋を支配する.

●内側および中間皮神経　中間皮神経は, 足部および足趾底屈時に, 腓骨遠位から第4趾に走る細い線条として観察・触知できる. 足部が背屈位から中間位に動く際, 外側に5mmほど移動する.

図8.42　足背の神経血管

①前脛骨動脈，②前脛骨筋腱，③下伸筋支帯，④内側足背皮神経，⑤中間足背皮神経，⑥深腓骨神経外側枝，⑦深腓骨神経内側枝，⑧足背動脈，⑨弓状動脈，⑩外側足背皮神経，⑪足背中足動脈，⑫長母趾伸筋腱，⑬足背趾動脈・神経

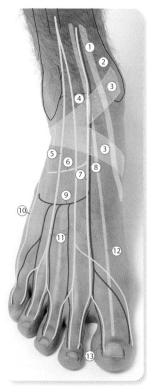

足部や足関節の手術の際に避けなければならない．内側皮神経は第2趾へ向かって走るが，容易には観察・触知できない．

趾動脈・神経

　背側中足動脈は各趾間へと遠位へ走り，足趾の脇に沿って足趾の感覚神経とともに走る趾動脈を分枝する．同じような配置が足底部でもみられる．よって，手指と同じ趾間（リング）ブロックにて麻酔をかけることができる（p150参照）．

静　脈

　これに関してはp272と**表8.8**，**図8.32**，**図8.33**参照のこと．

新生児

新生児の体表解剖学や，幼少期の変化については分かっていないことが多い．しかし，成人と違いのある小児の中でも，新生児はさらに異なっていることは明白である（**表9.1**，**図9.1**）．これは出生時から成人に至るまでに，身長は3倍，体重は20倍にもなることからも容易に想像がつく．この章では，新生児の体表解剖に関する現在の知見と，新生児と成人の解剖学的な違いについて述べる．

成長とプロポーション

成熟した（大人の）大きさとプロポーションになるまでに，新生児の体にはほんのわずかな変化から成長に比例した変化まで，様々な変化が起こる（**図9.2**）．例えば，成人と比較すると，新生児では以下の違いがみられる．

- 頭部は体長の25％と体表面積の20％を占める（成人：それぞれ13％と9％）．
- 骨盤と下肢は比例して小さく短い．
- 平均表面積は0.25 m²（成人：1.73 m²）．
- 体表面積：体重比が高く，年齢を重ねるとともに減少する．

構造物自体の成長や，その指標となる構造物の成長によって，体表からみた位置は変化する．

皮下組織（脂肪）

新生児では脂肪組織が多い部位があり，解剖学的外見が変化し，指標が目立たなくなる．例えば，厚い脂肪によって足底は平らになり，頬の脂肪はふっくらとした輪郭をもたらす．新生児はまた，後頸部や肩甲骨間，副腎領域に褐色脂肪を豊富に蓄えている．

表9.1 **新生児と成人の体表解剖と体表指標の違いをもたらす**
主要な解剖学的相違点

領域	新生児における主要な相違点
胸郭と 心血管系	・肋骨はより水平に配置される ・平坦な横隔膜 ・胸郭は円錐型 ・臍静脈と動脈は比較的大きい* ・心臓が比較的大きく*，正中に位置している ・胸腺は大きく，右葉はX線像で認められる ・上大静脈は第2肋軟骨の高さから伸びる ・左腕頭静脈は上方に位置する ・下大静脈は高めに位置する(第4腰椎)
呼吸器	・喉頭が高位にあり，頸部は短い ・輪状甲状腺膜は非常に小さく，触知できない ・気道は声門下で最も狭小となる ・胸郭は柔軟で変形しやすい ・気管は短く(4～5 cm)，しばしば右に偏位する
腹部および 消化管	・腹部の幅が広い* ・鼠径管が短い(10～15 mm) ・腹膜脂肪が少ない ・大網は小さく，短い* ・食道の長さは8～10 cm ・肝臓が大きい* ・胆嚢底は肝臓前縁を越えない ・骨盤腔が小さい ・膀胱と子宮体部は腹腔内に位置する ・副腎は大きい* ・卵巣は腸骨窩に位置する
筋骨格系	・頭部は大きく*，骨盤と下肢が相対的に小さい* ・泉門が開いている ・顔面の骨格と下顎骨は未発達 ・乳様突起がない ・耳管は比較的水平である ・浅い仙椎後弯以外は脊柱弯曲がない ・殿筋が小さい*
神経系	・脳は大きい* ・脊髄末端は低位(第2腰椎)
皮膚	・皮下脂肪は部位により量が異なる(褐色脂肪も含む) ・皮膚は薄い ・体重に比して体表面積が大きい ・頭部は体表面積の20％を占める

*体の他の部分に比較してということである(例：体の大きさと比較したとき，新生児の脳は成人の脳に比べて大きい)．

図 9.1 新生児の内臓の位置と相対的大きさ

①円錐台形の胸郭（緑点線），②気管，主気管支への分岐，③胸腺，④胸骨柄結合と胸骨角を通る横断面，⑤心臓，⑥横隔膜，⑦肝臓，⑧肋骨縁，⑨脾臓，⑩横行結腸，⑪小腸（空腸），⑫下行結腸，⑬上行結腸，⑭小腸（回腸），⑮盲腸，⑯直腸，⑰S状結腸，⑱膀胱，⑲右恥骨体，⊗恥骨結節，⊗恥骨結合

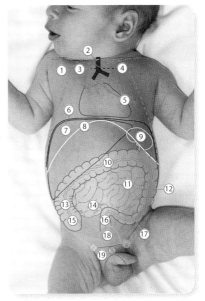

9.1 胸部

胸壁

　新生児の胸部および上腹部の内臓の体表解剖は，新生児特有の胸郭の形や胸郭自体の変形しやすさ，肋骨の並び方によって影響を受ける．胸郭は円錐台形で，軸断面も成人に比べるとより円形に近い（**図9.1**，**図9.3〜図9.6**）．成人では胸郭と肺は同等の柔軟性をもつが，新生児では胸郭の方が最大で5倍柔軟である．胸郭は容易に変形するため，胸部の内臓の体表解剖は大きく影響を受ける．呼吸促迫の新生児で胸郭の変形はよく観察される．

　小児や成人では肋骨は傾斜がついて下行しているが，新生児では水平面に対してより平行であり，これも体表解剖に影響を及ぼす．肋骨が水平のため胸郭は拡張しにくく，新生児は横隔膜による腹式呼吸に依存している．腹式呼吸により，胸腔内や上腹部の臓器の体表からの位置は変化する．肋骨や胸郭の形は，2歳頃に

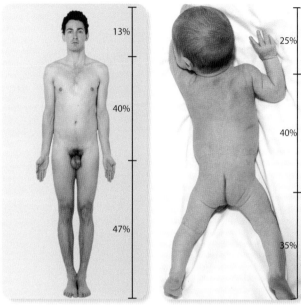

図9.2　成人と新生児における頭部，胸腹部，下肢の，身長に対する比率

成人に近づく.

乳腺組織

　出生時，乳腺組織に男女差はない. 母親のホルモンの影響を受け，目立っていることもしばしばで，ときに魔乳と呼ばれる少量の分泌物を認めることもある. 腋窩から鼠径部に続く乳腺堤（乳線）に沿って副乳が認められることがある（図3.12参照）.

横隔膜

　出生時，横隔膜はより平坦であり（**図9.1**，**図9.5**）. そのため横隔膜とそれに隣接する胸郭・腹腔臓器の体表から見た位置は成人と異なっている. 横隔膜は年齢を経てドーム状に成長する. 横隔膜が収縮すると肋骨が引き寄せられ，逆に腹部が膨隆する（シーソー呼吸）. この両者の動きにより，内臓の体表解剖が変わってくる.

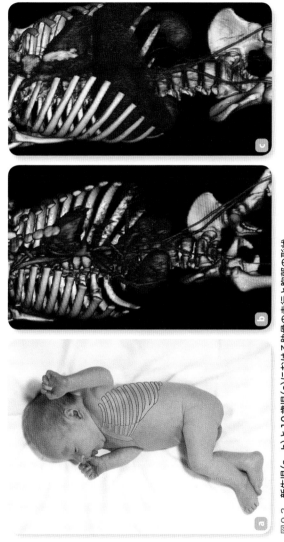

図9.3 新生児(a, b)と10歳児(c)における肋骨の走行と胸郭の形状
新生児の胸郭は円錐台形になっており、肋骨は10歳児に比べると水平に配置している。b, cは造影3D-CT画像.

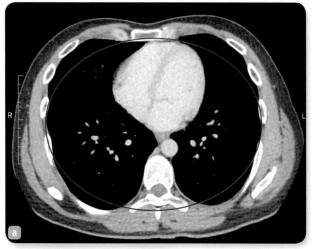

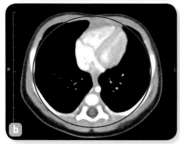

図9.4　成人（a）と新生児（b）における胸部の造影CT
軸断像で，新生児の胸郭の形状が，成人のそれに比べ，より丸みを帯びていることが分かる．

胸　腺

　出生時，胸腺は比較的大きい（幅2.5〜5.0 cm，長さ4〜6 cm，深さ1.0〜1.5 cm）．胸部X線像で胸腺は，縦郭上部に陰影や透過性低下として認められる（**図9.5-a**）．一部の新生児では，胸腺の右葉がヨットの帆を思わせる形で肺野に突出する（sail sign；**図9.6**）．胸腺は，気管，大血管（特に左腕頭静脈）および心臓の上前面を覆うように位置する．生後1年程度で次第に血管が少なくなり，リンパ組織は脂肪に置き換わっていく．

**図9.5 新生児の胸部X
線像における心臓と胸腺
の位置(a)と体表(b)**
胸壁が円錐台形になって
いる(緑の破線), ①胸腺,
②第2肋間ならびに上下
の肋骨が水平に描出され
ている. ③心臓, ④比較
的平坦な横隔膜

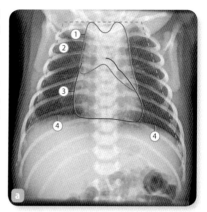

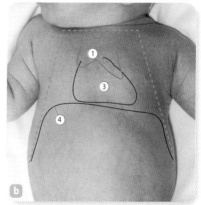

**図9.6 新生児の胸腺の
sail sign**
①胸腺の右葉により形作
られる陰影. ②水平に描
出される第2肋間, ③胸
腺の上部が頸切痕(胸骨上
切痕)より上に描出されて
いる. ときに甲状腺の下
極にまで及ぶ.

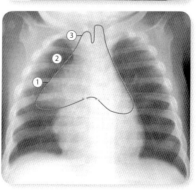

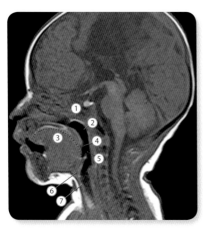

図9.7 新生児の上気道
（MRI正中矢状断像）
①鼻咽頭の上壁，②鼻咽頭，③舌と背側表面（赤の破線）は口腔内に収まる，④軟口蓋/口蓋垂の下縁，⑤喉頭蓋の上縁，⑥舌骨の位置，⑦甲状軟骨の位置

呼吸器

上気道

　新生児は相対的に，頭と舌が大きく，首が短く，顔と下顎が小さい（図9.2，図9.16）．舌の背面は口腔内に収まっているが（図9.7），成人では，舌の背面の後方1/3は中咽頭内に張り出している（図9.7）．

　新生児の鼻咽頭は，鼻腔から後下方になめらかにカーブし，中咽頭に続く（図9.7）．成人では鼻腔と咽頭とは90°で接している．舌骨と喉頭軟骨は，成人よりも頸の上方に位置している（図9.8）．そのため，喉頭蓋上部は軟口蓋の高さに及び，咽頭と喉頭は直結している．この特異な配置により，液体は梨状窩を介して喉頭蓋の外側を通ることができ，授乳中呼吸することができる．そして喉頭が高位にあることで，誤嚥を防いでいる．

　新生児の首を伸ばすと，舌骨を頸部前方正中線の高位（最高位）に触診することができる．舌骨の下位に，甲状軟骨と輪状軟骨がこの順で触れる．甲状腺と輪状軟骨は近接しているため，正中輪状甲状靱帯は小さく触知できない．このため，2歳未満での外科的正中輪状甲状靱帯切開は推奨

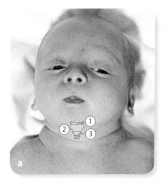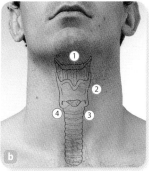

図9.8　新生児(a)と成人(b)の舌骨および喉頭軟骨の形状と位置
①舌骨体，②甲状軟骨，③輪状軟骨，④正中輪状甲状靱帯(甲状軟骨と輪状軟骨が近接しているため，新生児では靱帯に膜は見えない).

されない.

喉　頭

　新生児の喉頭は高位前方に位置しており(**図9.7**，**図9.8**)，直型の喉頭鏡での気管挿管が可能である．輪状軟骨の高さにある声帯の下部が新生児の上気道で最も狭く，直径3.5 mmに満たない．成長に伴い，喉頭は下降し，喉頭蓋は軟口蓋から離れていく．喉頭の形状や大きさの性差は3歳までにみられるようになり，5〜12歳には成人期の特徴がみられはじめる．

気管と気管支

　新生児の気管は第6頸椎の椎体の高さから伸び，胸骨面から10〜15 mm下の，第3〜4胸椎の高さ(成人では第6頸椎高位)で分岐する(**図9.9**)．気管長は満期産児で4〜5 cm，早産児ではわずか2〜3 cmである．気管挿管の際は，チューブの先端が気管分岐部の1〜2 cm上と鎖骨との間，もしくは第1胸椎の高さに位置するように注意する．

　新生児の気管は正中よりも右側にずれていて，呼気時に顕著になる．これは新生児の気管が年長児よりも柔軟で変形しやすく，大動脈弓がより高い位置にあり，胸腺が大きく近接しているためである．

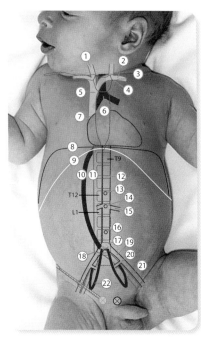

図9.9　新生児の胸部と腹部の動静脈

①内頸静脈，②鎖骨下静脈，③鎖骨，④胸鎖関節の後方の腕頭静脈，⑤第2肋軟骨の後方に上大静脈が起こる，⑥気管分岐部(通常，第3〜4胸椎の高さで胸骨角を通る水平面より10〜15mm下方に位置)，⑦右心房と上大静脈の合流部(右第4肋軟骨の後方)，⑧横隔膜，⑨肋骨縁(肋骨)，⑩臍静脈，⑪下大静脈，⑫腹大動脈，⑬腹腔動脈(第12胸椎)，⑭上腸間膜動脈(第1腰椎)，⑮左腎動脈(第1腰椎)，⑯下腸間膜動脈(第3腰椎)，⑰大動脈分岐部(第4腰椎上部)，⑱下大静脈起部(第4腰椎)，⑲左総腸骨動脈，⑳左内腸骨動脈，㉑左外腸骨動脈，㉒右臍動脈，⊗鼠径靱帯中点，⊗恥骨結節，⊗恥骨結合

循環器

　新生児の心臓血管の体表解剖学については，まだよく分かっていないのが現状である．

Clinical Insight

　左より右の主気管支の方が太く角度が急なため，気管分岐部は右側に偏位しやすい．そのため，気道に入った物質は右気管支枝に侵入しやすい．

心　臓

　成人の心臓に比べて，新生児の心臓は胸郭や肺に対して大きいため，胸部X線では大きく写る(**図9.5-a**，**図9.6**)．心陰影はより中央(成人では左側)にあり，心尖部は正中の左方4cmに位置する．

図9.10 新生児の鼠径部と大腿三角

大腿動脈と深鼠径輪の位置関係と成長に伴うそれらの移動を示す．①大動脈分岐部（第4腰椎上部），②右総腸骨動脈，③上前腸骨棘，④鼠径靱帯，⑤右外腸骨動脈，⑥新生児における深鼠径輪の位置（緑の丸）；成長中に上外側に移動（矢印），成人での位置（緑の破線の丸），⑦浅鼠径輪，⑧右大腿動脈；成長に伴い内側に移動（矢印），成人での位置（赤の破線），⊗鼠径靱帯中点，⊗恥骨結節，⊗恥骨結合

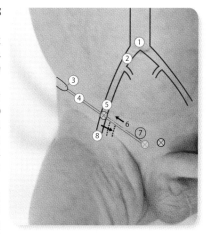

動 脈

　主要な動脈は成人と同じ配置だが，以下の血管は新生児期から成長に伴い移動し，成人と同じ配置になる（**図9.9**）．

●**腹大動脈**　腹大動脈は，正中線のすぐ左，第4腰椎の上縁（第3腰椎上部〜第4腰椎下部の範囲）で分岐する（成人では第4腰椎下縁）．

●**腹腔動脈，上腸間膜および下腸間膜動脈**　これらは新生児，小児，成人で，それぞれ第12胸椎，第1腰椎，第3腰椎の高さの大動脈前面から分岐する．

●**腎動脈**　これまで新生児の腎動脈はより高い椎骨レベルの大動脈から分岐すると報告されていたが，近年の画像研究によって，新生児から成人に至るまで，第1腰椎の高さから分岐することが主流であることが分かった．

●**大腿動脈**　鼠径靱帯中点（上前腸骨棘と恥骨結節を結ぶ線の中点）で触知される．成長するに従い触知する位置は内側に移動し，体格が成人になるときには，鼠径中点（上前腸骨棘と恥骨結合を結ぶ線の中点）に落ち着く（**図9.10**，図8.18参照）．

●**臍動脈**　2本ある臍動脈は，臍から出発し，前腹壁の腹腔側の

表9.2　新生児における末梢静脈ルート確保の主要位置
（図9.12，図9.13，図9.15参照）

静脈	位置
手背静脈弓 （手および足）	手および足の背側皮下静脈網
橈側皮静脈	手関節外側と解剖学的嗅ぎタバコ窩を走行する
手関節掌側	橈骨と尺骨の遠位側の前／掌側に細く脆い静脈が存在する
肘窩	肘窩の外側（橈側皮静脈），内側（尺側皮静脈）および正中（肘正中皮静脈）にそれぞれ静脈が走行する
大伏在静脈	内果の直前もしくは膝関節内側後方を走行
浅側頭静脈	耳介上部の直前と頬骨弓の上方を走行

表面をつたって左右の下方外側に伸び，そこから後方に弯曲して左右それぞれの内腸骨動脈に合流する．臍動脈にカテーテルを挿入することで，動脈ラインを確保することができる．腹腔動脈などの大動脈から分岐した動脈内ではなく，大動脈自体にカテーテルを留置したい場合は，カテーテルの先端を第3腰椎より下か，第9胸椎より上位にくるようにする．

静　脈

　静脈の多くは新生児期から配置が変わらないが，一部成長中に位置関係が変わるものがある（図9.9）．新生児の皮膚は成人と比べると薄いが，末梢静脈の視認性は体のどの部位でも皮下組織の厚さに影響を受ける．末梢静脈ルートの留置位置としては，四肢に走る静脈と，側頭部の頭皮の静脈が選択されることが多い（**表9.2**，**図9.12**，**図9.13**，**図9.15**）．これらの静脈は成人でみられる位置関係と大きく変わらない．

◉**左右腕頭静脈**　新生児，小児，成人にわたって，胸鎖関節の後方で分岐していることが多い．

◉**上大静脈と下大静脈**　新生児の上大静脈は右第2肋軟骨の後方から起こるが，徐々に上方に移動し，3歳では右第1肋骨の後方から起こるようになる．下大静脈は正中右側，第4腰椎の椎体の高さで形成されることが多い（第3/4腰椎椎間板〜第5腰椎下部の範囲）．

◉**上大静脈と右心房の合流部**　新生児では右第4肋軟骨の後方に

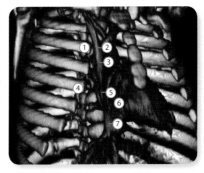

図9.11　新生児における上大静脈と右心房の合流部(造影CT像)
①第2肋骨、②右第2肋軟骨の後方に上大静脈を認める、③上大静脈、④第4肋骨、⑤右心房と上大静脈の合流部、⑥右心房、⑦下大静脈

あるが(**図9.11**)、徐々に上方に移動し、乳児期には右第3肋軟骨または第3肋間の後方となる。成人では、再び右の第4肋軟骨の位置に戻る。

●**臍静脈**　臍から肝臓に向かって右方向に上行する(**図9.9**)。臍経由で臍静脈にカテーテルを挿入することができる。カテーテルは臍静脈、左門脈、静脈管を通過して下大静脈に入る。カテーテルの先端は、横隔膜の高さで下大静脈に留置するとよい。

●**大腿静脈**　大腿動脈のすぐ内側を走行している。成長の過程で、大腿動脈とともにより内側に移動する(p295参照)。

> **Clinical Insight**
>
> 新生児における左腕頭静脈は、頸切痕(胸骨上切痕)上にある(**図9.9**)。これは成人より高い位置であるため、気管切開中、特に頸部が伸展されている場合は、左腕頭静脈損傷のリスクがある。

9.2　腹　部

腹腔と腹壁

新生児の横隔膜は平坦で骨盤腔が小さく、肋骨縁と腸骨稜の距離が比較的大きいため、新生児の腹部は成人よりも横幅が広く丸々としている。このような特徴のために、腹部構造の体表での指標が変わってくる。

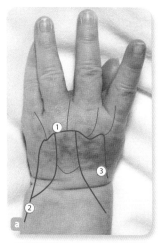

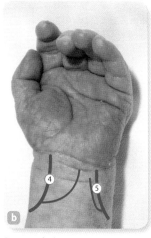

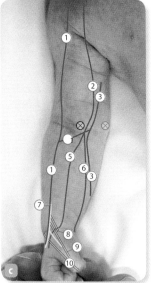

図9.12 新生児の上肢の表在静脈
a)背側(後側)およびb)掌側(前側)の
手と手関節；①手の背側皮静脈弓,
②尺側皮静脈, ③橈側皮静脈, ④橈
側掌側静脈, ⑤尺側掌側静脈
c)解剖学的嗅ぎタバコ窩および肘
窩；①橈側皮静脈, ②上腕動脈, ③
尺側皮静脈, ④肘正中静脈, ⑤橈骨
動脈, ⑥尺骨動脈, ⑦橈骨神経浅枝,
⑧長母指外転筋腱, ⑨短母指伸筋腱,
⑩長母指伸筋腱, ⊗上腕二頭筋, ⊗
上腕二頭筋腱

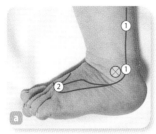
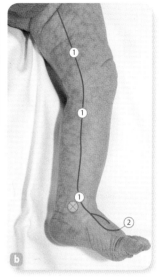

図9.13　新生児の下肢の表在静脈
a) 足の背外側および足関節の外側；
①小伏在静脈，②足の背側静脈弓，
⊗外果
b) 足，下肢および大腿の内側；①大
伏在静脈，②足の背側静脈弓，⊗内
果

腹　壁

　新生児では，左右の腹直筋が比較的離れている．これは腹直筋
離開や腹直筋解離として知られる．体壁が成長することで近接す
る．

鼠径管

　新生児では鼠径管長は短く（10～15 mm），骨盤の成長ととも
に伸びていく．深鼠径輪ははじめ，上前腸骨棘と恥骨結節を結ぶ
線の外側から74％の位置にあるが，19歳には60％の位置まで上
外側方向に移動する（**図9.10**）．臍上部に横切開を置くことで，
腹部外科手術の良好な視野を得ることができる．

腹腔内臓器

　成人と比較して，位置や大きさが異なる腹腔内臓器は多い（**図
9.1**，**図9.14**）．

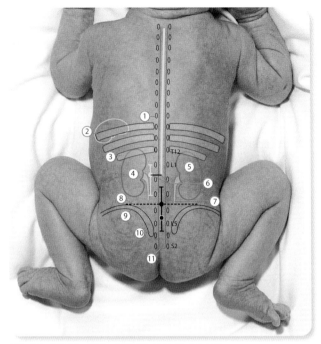

図9.14 新生児の腎臓と脊髄終糸を背面からみた図
（椎弓を除去し脊柱管を露出したところ）

①第9胸椎の椎弓根の切断面，②脾臓（黄線）の長軸に重なる左第10肋骨，③第12肋骨，④左腎，⑤右腎（左右の腎ともに腎門：第2腰椎，上極：第12胸椎，下極：第3腰椎），⑥脊髄終糸，多くは第1/2腰椎の棘間か第2腰椎の椎体に位置する（黄色バーで示した第1〜3腰椎の椎体間の範囲に収まる），⑦右尿管，⑧腸骨稜上平面，第3/4腰椎の棘間（黒丸，この項で説明）もしくは第4/5腰椎の棘間（灰色輪郭の黒丸）（黒いバーで示した第2/3腰椎〜第5腰椎/第1仙椎の棘間の範囲に触れる），⑨腸骨稜の最高点，⑩上後腸骨棘，⑪硬膜嚢とくも膜下腔の末端（第2仙椎）

原注：脊髄終糸の存在する範囲（黄色バー）と腸骨稜上平面を触れる椎骨の高さの範囲（黒いバー）とは重複する領域がある．

食　道

　輪状軟骨から横隔膜まで8〜10 cmになる．上下の食道括約部は，両者とも1 cmに満たない長さで，それぞれ輪状軟骨，横隔膜の高さにある．

胃

新生児の胃の前面は一部肝臓の左葉によって覆われている．胃の容量は出生直後は 30 〜 35 mL だが，生後 4 週ほどで 100 mL にまで増加する．そのため，体表からみた胃の位置は劇的に変化する．

Clinical Insight

新生児上部消化管の最も狭い部分で，輪状咽頭筋が輪状軟骨の後方にある上部食道と融合する部分は，経鼻胃管を通すときに食道穿孔を起こしうる部分である．

小 腸

小腸は腹腔の形状のため成人よりも横長に分布している．十二指腸空腸曲から回腸結腸吻合まで 160 cm 未満である．

大 腸

盲腸，上行結腸および下行結腸は成人と比べると相対的に短いが，横行結腸，S状結腸および直腸は長い．回腸結腸吻合部から直腸上部までの結腸の平均的な長さは，新生児期で 33 cm 未満で，10 歳までに 95 cm 未満にまで到達する．肛門管を形成する肛門柱と肛門陰窩は明瞭ではっきりと認識される．

腸間膜と網

大網は繊細な膜状構造物であり，臍より下の高さまで拡がることはめったにない．新生児は総じて腸間膜や内臓のまわりの脂肪が少ないため，体表の位置関係に影響する．

Clinical Insight

新生児では小腸ひだや結腸膨起が少ないため，単純X線像での小腸と大腸の鑑別は困難である．腸管の相対的な位置（中心部と末梢部），体表解剖学的構造，腸管径は，腸管の位置の特定に有用ではあるが，造影X線撮影が必要となることが多い．

肝臓と胆嚢

肝臓は相対的に大きく，新生児の総体重の約 4 %（成人 2 %）を占める．上腹部の大部分を占め，生後 1 年間で重量が 2 倍以上になる．左葉は胃前面に及び，脾臓まで伸びることもある．肝下縁

表9.3 椎体，正中線，肋骨に対する新生児の左右の腎臓の位置
　　　（図9.14参照）

	左	右
腎臓上極	第12胸椎	
腎門の中央	第2腰椎	
腎臓下極	第3腰椎	
腎門の正中線からの距離(mm)	44±5	39±5
第12肋骨と接する(%)	63	77
第11・12肋骨両方と接する(%)	33	10

は肋骨下縁より数cm下に触れることが多い．胆囊の底部は肝臓内にあり，肝下縁を越えないため，体表から位置を特定することは困難である．

脾　臓

　脾臓は左季肋部に位置し，第10もしくは第9肋骨（成人では第11肋骨）に並ぶ．脾臓下縁は中腋窩線の前方約2cmに位置し，左肋骨縁の直下で触知できる．脾門は，約90％の新生児で膵尾部に接している．脾臓と膵臓は成長するにつれ解剖学的に離れていく．

泌尿生殖器

　新生児の左右の腎臓は，肋骨，椎体および正中線に関連づけて位置を把握できる（**表9.3**，**図9.14**）．左の腎門は右よりもわずかに高い位置にあることが多い．腎臓長は4～5cmである（成人はおよそ11cm）．乳児期の腎臓の長さは，4.98 + 0.155 × 月齢　でおおよそ推定できる．

　副腎は腎臓の上極に位置する．出生時は相対的に大きいが，新生児期のうちに縮小する．

Clinical Insight

　泌尿生殖器の異常は最も多い先天的形態異常の1つであり，新生児における正常な解剖を理解することが重要である．

9.3　骨盤と会陰部

骨盤と腹膜腔

　成人と比較した新生児の骨盤腔（骨盤下部）の特徴は以下の通りである.
- 相対的に小さい.
- 仙椎弯曲が弱い.
- 軸断面が円形に近い.
- 骨盤腔が垂直に向いている.

　腹膜腔は，腰椎前弯がなく脊椎傍溝があまり発達していないため，前後方向に浅い.直腸が骨盤腔の大部分を占めているので，膀胱，卵巣，子宮は部分的に腹腔内にはみ出る.

膀　胱

　膀胱は，出生時には大部分が腹腔内にある.膀胱の頂点は，尿で充満されていないときは恥骨と臍の中間にあり，尿で充満されているときは臍寄りに移動する（図9.1）.したがって，新生児では恥骨上膀胱穿刺と膀胱圧迫による尿の採取は比較的容易である.膀胱は6歳までに骨盤腔内に収まる.

生殖器と生殖管

精　巣

　両側の精巣は，受胎後24週時（子宮内）は深鼠径輪に隣接しているが，妊娠後25〜35週の間に鼠径部を通り陰嚢内への下降が完了する.出生時の精巣は，特に右側で，陰嚢上部の鼠径輪付近に留まるか，下降していないことがある.

陰茎および陰嚢

　陰茎および陰嚢は，出生時の体の大きさに比べると相対的に大きい（図9.1）.陰嚢の付け根は広く，壁は比較的厚い.陰茎包皮は出生前より亀頭から分離し始めるが，出生時には部分的にしか翻転されない.

卵 巣

出生時は相対的に大きく，左右の腸骨窩の下方に位置している．卵巣は，幼少期に骨盤が大きくなり骨盤腔が深くなるにつれて，骨盤腔（低位骨盤）内の卵巣窩に下降する．

子 宮

新生児の子宮長は約3〜5cmで，子宮頸部は2/3以上を占める．陰核と陰唇は相対的に目立つ．腟長は約3cmで，壁は比較的厚く，処女膜は明瞭である．母体から移行したホルモンがなくなると子宮と腟は小さくなり，位置関係が変わる．

9.4 頭部と顔面

頭蓋骨

分娩時，児の前頭骨と頭頂骨はすべるように重なり，隆起として生後数日の間，視認および触知することができる．泉門は頭蓋骨同士が接するところにできる（**図9.15**）．その中でも大きな2つは外表から見ても分かり，軟らかい凹みとして触れることができる．

- **大泉門**：前頭縫合と矢状縫合が合する場所（ブレグマ）にできる最も大きな泉門．上矢状静脈洞上に位置する．出生時は目で見て分かる大きさで（径は平均2〜3cm），生後6ヵ月までは成長とともに大きくなり，生後18〜24ヵ月で閉鎖する．大泉門を覆う皮膚はしばしば脈打つようにみえる．

- **小泉門**：矢状縫合とラムダ縫合が合する場所（ラムダ）にできる泉門．出生時の大きさには個体差

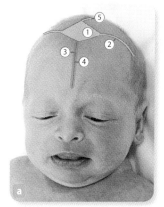 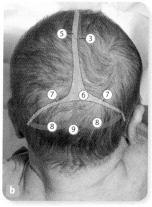

図9.15 新生児頭蓋骨の泉門，縫合，硬膜静脈洞の位置
：前上方(a)と後上方(b)
①大泉門，②冠状縫合，③上矢状静脈洞，④前頭縫合，⑤矢状縫合，⑥小
泉門，⑦ラムダ縫合，⑧横静脈洞，⑨外後頭隆起

がある(径は平均0.5〜1.0 cm).

多くの児で小泉門は生後2ヵ月までに，大泉門は2歳までに閉
鎖することが多い.

脳

正期産児では脳の重さは体重の10%を占める(成人では2%).
脳は最初の1年での成長は著しく，成人期の容量の75%にまで達
する. 脳溝と脳回の関係や体表からみた解剖学的位置は成人のそ
れと大きく変わらない. 中心溝は成人での位置よりわずかに前方
にずれる(図2.10参照).

顔面骨と下顎

顔面骨(顔面頭蓋)は成人と比べると小さく，上下方向に短い
(**図9.16**). 顔面骨と下顎の出生後の成長は，頭蓋骨が覆う空間
(神経頭蓋)に対して不均衡である. 出生時の下顎骨は，幼児期に
融合する正中線維軟骨結合で繋がっている. 下顎枝は下顎体に対
してより鈍角に接している. 歯牙萌出が起き，咀嚼筋が発達する
につれて下顎の形状は変化する.

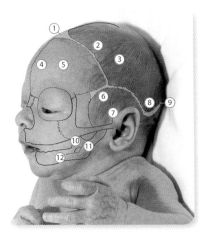

図9.16 新生児頭蓋の左前方側面
①大泉門，②冠状縫合，③頭頂骨，④前頭縫合，⑤前頭骨，⑥前側頭泉門，⑦浅側頭静脈，⑧頭頂乳突縫合，⑨ラムダ縫合，⑩下顎枝と下顎体が形成する鈍角，⑪下顎枝，⑫下顎体

耳と乳様突起

出生時，外耳道の骨部は十分に発達しておらず，乳様突起は存在しない.

> **Clinical Insight**
>
> 鉗子分娩では，乳様突起が十分に発達していないため，茎乳突孔から出るところで顔面神経を損傷する危険性がある.

副鼻腔

上顎洞と篩骨洞は出生時から存在するが，比較的小さく，蝶形骨洞は未発達で，前頭洞は存在しない. 副鼻腔の容積は様々な時期に増加し（含気化），生涯続く.

鼻涙管

鼻涙管は幅広いが短く，成人と同じ位置にある（図2.25参照）. 管腔化が不十分なため閉塞しやすく，流涙や眼脂の原因となり，感染症を起こすこともある.

図9.17 新生児の脊柱の右後側面
軽度に連続する前弯が，特に仙骨部
で目立つ．

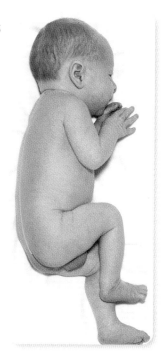

9.5 脊柱

脊柱弯曲

　新生児の脊柱は，軽度の仙椎後弯以外に一定の弯曲はない（**図9.17**）．出生後，胸椎後弯がまず発達するが，歩行時の体幹の重心を維持するために必要な腰椎と頸椎の弯曲（前弯）は，頭を動かし，坐位・立位・歩行を学ぶにつれて，発達していく．成長に伴って仙骨岬角が下降し，より顕著になる．

脊髄

　脊髄（脊髄円錐）の終糸は第1/2腰椎の棘間にある（**図9.14**）（成人：第1腰椎の下縁）．終糸の位置は第1〜3腰椎まで個体差がある．腸骨の最高点の間の腸骨稜上平面（Tuffier線[*]）は，触診上，

[*]訳注　Jacoby線と同じ．日本ではJacoby線の方がよく使われる．

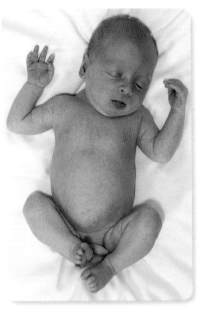

図9.18　新生児の下肢の
正常安静位

成人では第4腰椎の棘突起から第4/5腰椎の棘間に位置するのに
対し，新生児では第3/4腰椎や第4/5腰椎の棘間に触れることが
多い（第2/3腰椎～第5腰椎／第1仙椎の棘間までの範囲内）．脊柱
の弯曲は，平面を劣位に移動させる可能性がある（p169参照）．
したがって，新生児の腰椎穿刺は，決して腸骨稜上平面（Tuffier
線）より頭側で行ってはならない．

9.6　四　肢

　新生児の上肢はよく発達しており，下肢に比べて長い（**図
9.2**）．下肢の筋は比較すると未発達で大殿筋は小さい．股関節
は外転・屈曲・外旋しており，膝関節は屈曲，足関節は背屈・内
反する傾向がある（**図9.18**）．新生児の大腿骨頚部は短く，骨幹
部は直線的である．

ページ数が**太字**のものは表中の，*イタリック*のものは図中の語です．

ポケットチューター
体表からわかる人体解剖学（原書第2版）

2021年12月25日　第1刷発行
2023年2月1日　第2刷発行

監訳者　大川　淳，秋田恵一
発行者　小立健太
発行所　株式会社 南 江 堂
〒113-8410　東京都文京区本郷三丁目42番6号
☎（出版）03-3811-7236　（営業）03-3811-7239
ホームページ　https://www.nankodo.co.jp/

印刷・製本　公和図書
装丁　渡邊真介

Surface Anatomy, second edition
ⒸNankodo Co., Ltd., 2021

Printed and Bound in Japan
ISBN978-4-524-22857-7